女性生殖器
美学与功能整形图谱

Atlas of Aesthetic and Functional Gynecology

注　意

　　该领域的理论知识和临床实践在不断变化。随着新的研究与经验不断扩充我们的知识结构，有必要在实践、治疗和用药方面做出适当的改进。建议读者核实与操作相关的最新信息，或查阅每种药物生产厂家所提供的最新产品信息，以确定药物的推荐剂量、服用方法、服用时间以及相关禁忌证。医师根据对患者的了解和相关经验，确立诊断，以此确认每一位患者的用药剂量和最佳治疗方法，并采取适当的安全预防措施，是其职责所在。不论是出版商还是著作者，对于在本出版物使用过程中引起的或与本出版物相关的所有个人或财产的损伤和（或）损失，均不承担任何责任。

出版者

女性生殖器
美学与功能整形图谱

Atlas of Aesthetic and Functional Gynecology

原 著　Mario Goisis
　　　Inna Apollinika · Rajat Gupta · Claudio Catalisano
主 译　张蔚宣
主 审　王建六　何　伦
副主译　孙中义　王硕晗

北京大学医学出版社

NÜXING SHENGZHIQI MEIXUE YU GONGNENG ZHENGXING TUPU

图书在版编目（CIP）数据

女性生殖器美学与功能整形图谱/（意）马里奥·高西斯（Mario Goisis），（俄）伊娜·阿波利奇娜（Inna Apollinika），（印）拉贾特·古普塔（Rajat Gupta），（意）克劳迪奥·卡塔利萨诺（Claudio Catalisano）原著；张蔚宣主译.—北京：北京大学医学出版社，2022.4
书名原文：Atlas of Aesthetic and Functional Gynecology
ISBN 978-7-5659-2569-6

Ⅰ.①女…　Ⅱ.①马…　②伊…　③拉…　④克…⑤张…　Ⅲ.①女生殖器—整形外科学—图谱　Ⅳ.①R699.7-64

中国版本图书馆 CIP 数据核字（2021）第 273121 号

北京市版权局著作权合同登记号：图字：01-2019-7232

The original English language work: Atlas of Aesthetic and Functional Gynecology
ISBN: 978-88-943527-0-2A, Mario Goisis, Inna Apollinika, Rajat Gupta, Claudio Catalisano
Copyright © 2019, Mario Goisis

女性生殖器美学与功能整形图谱

主　　译：张蔚宣
出版发行：北京大学医学出版社
地　　址：（100191）北京市海淀区学院路38号 北京大学医学部院内
电　　话：发行部 010-82802230；图书邮购 010-82802495
网　　址：http://www.pumpress.com.cn
E-mail：booksale@bjmu.edu.cn
印　　刷：北京金康利印刷有限公司
经　　销：新华书店
责任编辑：李　娜　　责任校对：靳新强　　责任印制：李　啸
开　　本：889 mm×1194 mm　1/16　印张：10　字数：256千字
版　　次：2022年4月第1版　2022年4月第1次印刷
书　　号：ISBN 978-7-5659-2569-6
定　　价：128.00元

版权所有，违者必究
（凡属质量问题请与本社发行部联系退换）

译者名单

主　译：张蔚宣　国际性美学&私密整形协会副会长

主　审：王建六　北京大学人民医院妇产科主任

　　　　何　伦　中国整形美容协会医学美学设计与咨询分会会长

副主译：孙中义　深圳大学总医院泌尿外科主任

　　　　王硕晗　中国医师协会生殖医学专业委员会委员

译　者（按姓名汉语拼音排列）：

　　　　蔡　琼　维蜜医疗（云南）有限公司

　　　　曹丽红　天津医科大学总医院空港医院

　　　　陈淑剑　遵义医科大学附属医院

　　　　方　媛　梅州方圆医疗美容医院

　　　　郭炳阳　广州毛本事美容有限公司

　　　　贾菲菲　辽宁省盘锦市中心医院

　　　　蒋冠军　成都出彩医疗美容医院

　　　　蒋　亦　武汉市第五医院第三门诊

　　　　刘南南　济宁柏年整形美容医院有限公司

　　　　刘小娇　成都美绽美整形美容医院

　　　　孟　杰　无锡米兰医疗美容医院

　　　　张亚楠　南京天熙医疗美容医院

　　　　张祖明　郑州市顺美整形美容医院

主译简介

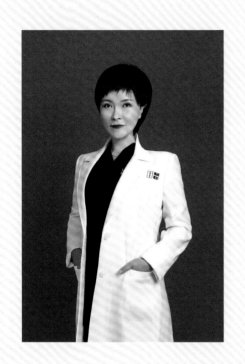

张蔚宣，临床医学、心理学双硕士，副主任医师、副教授，曾在中国人民解放军总医院第一附属医院（304医院）工作多年，曾在多家医疗美容医院担任私密美容整形技术院长，国内最早一批从事私密美容整形手术和技术培训教育的医生。现任中国医药新闻信息协会医美产业分会第一届理事会理事、中国生殖器整形美容与性医学大会暨中华医学会学术委员会委员、中国面部整形与重建外科学会生殖器整形委员会委员、中国性学会私密整形与产业分会常务委员、中国医师协会生殖医学专业委员会委员、中国整形美容协会女性生殖整复分会第三届理事、国家开放大学培训中心"两性健康管理师"职业技能培训专家。连续担任四届全国私密美学整形大会副主席。在大姨妈、美柚、宝宝树等APP公众平台为产后妈妈做多项特约公益讲座。主译私密美容整形专著2部，主编或参编整形美容专著6部，发表私密美容整形专业论文50余篇，其中SCI收录20余篇。擅长女性生殖器美学功能整形，如大阴唇整形、小阴唇整形、阴蒂整形、外阴注射、内阴注射、敏感点注射、会阴体线雕紧缩术、生物束带阴道紧缩、会阴体撕裂修复、阴道内外光电磁治疗、产后盆底康复、卵巢综合抗衰、性冷淡及性敏感度调整术等。

原著者简介

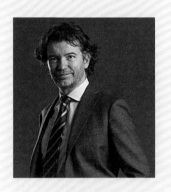

Mario Goisis博士在米兰大学获得医学学位，并获得了颌面外科学认证。他是一名美容外科医生和临床研究人员，同时也是Doctor's Equipe的创始人和医疗总监，在意大利有9家诊所。他作为特邀讲者在欧洲、亚洲和美国进行了多场演讲。近年来，Goisis博士提出并获得了多项再生医学和微创美容治疗专利。

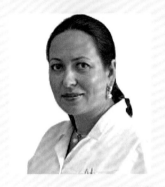

Inna Apollinika女士是以美国V.I.Kulakov院士命名的俄罗斯联邦卫生部国立医学研究中心妇产科学和围产医学的妇科美容与康复部主任。她是妇科美容专家协会（AAGS）主席。

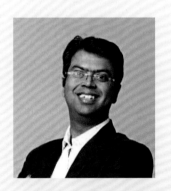

Rajat Gupta博士是一名获得委员会认证的整形外科医生，在毛拉阿萨德医学院接受了从医学学士到整形外科的完整训练。他擅长面部和形体的美容手术，尤其是生殖器、乳房及耳再造手术。

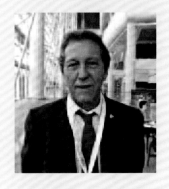

Claudio Catalisano博士在米兰大学获得妇产科学认证。他在女性生殖器美学与功能领域有30年的工作经验。在过去5年里，他一直是高能和低能（射频、电穿孔疗法）以及高强度电磁波（HIFEM）设备的国际培训师。

中译本序

경제발전과 사회진보에 따라 여성이 미와 건강에 대한 정의가 더는 "생존" 에 한계되지 않고 더욱 아름다운 모습을 만들어 생활 고품질을 추구하게 되었습니다. 여성생식성형복원의학은 이를 바탕으로 발전된 신흥의 다학과 교차체계로서 산부인과, 성형외과, 회복과, 비뇨외과, 운동의학 및 심리학 등 학과를 포괄합니다.

여성회음성형은 신흥 부 학과로서 중국에 아직 계통적인 과학체계가 형성되어 있지 않지만 발전이 신속합니다. 10여년간 저는 중국내 학술회의의 요청을 받아, 질축소술, 소음순축소술 등에 대해 전문강의를 여러번 진행하였고 중국의 여성 회음성형 분야의 줄기찬 발전을 목격해 왔습니다. 특히 전문적 학회를 설립하고, 관련 회의를 개최하여 이 분야 임상의사들에게 학술교류 회의를 제공하였으며 회음성형 분야의 발전을 촉진하였습니다. 단 현재 중국내에 이 분야의 전문 의사들은 수량이 많은 환자의 진료수요를 도저히 만족시킬수 없고, 진단진료면에서도 규범화, 순증의학의 지지가 결핍하고, 개인화 최적수술방안의 선택에도 분기가 존재하는 등 문제가 알려지고 있습니다.

신규 과학의 발전은 우선 독립적이고 완전한 학술체계를 건립하는것이 필요되고, 전문적 종업인원이 필요되고, 전문적 참고 서적이 필요됩니다. 특히 내용이 체계화, 전면적이고 지식이 실용적이고 쉽게 보급될수 있는 서적이 필요됩니다. <회음성형미학과 공능성 도감> 책은 내용면에서 지식의 기초성, 실용성과 체계성을 돌출하고, 이 분야의 새로운 진척과 발전추세에 대해 일정한 편폭을 두고 소개하였습니다. 또한 다량의 컬러 해보와 수술 도감을 추가하여 가독성을 증가하였습니다. 완비한 문자와 그림자료 외에, 특별하게 농축 혈소판, 충전물, 레이저 및 수술 등 관련 기본 치료방법을 소개시켜드립니다. 본 책은 산부인과, 비뇨과 및 기타 관련 전문 의사들의 수요에 도움이 되고, 여성회음성형분야의 많은 의사들이 이용해 주시기를 바랍니다.

译文：

　　随着经济发展和社会的进步，人们对美和健康的理念早已不局限于"活着"，如何塑造更加美好的自己以提升生活质量，成为女性更高的追求。女性生殖整复医学就是在此基础上发展起来的新兴多学科交叉体系，涵盖妇产科学、整形外科学、康复医学、泌尿外科学、运动医学及心理学等。

　　女性生殖整复私密美学作为新兴的亚学科在中国尚未形成系统的科学体系，但发展迅速。近十余年来，我曾多次受邀参加中国的学术会议，针对比较关注的阴道缩紧术和小阴唇缩小术等热点问题做过专题讲解，见证了中国生殖整复领域的蓬勃发展。特别是专业学会的成立及相关会议的召开，为从事该领域的临床医师们提供了学术交流平台，促进了私密美学的建立与发展。但是我们还面临一些问题，例如中国从事该领域的专家队伍远远不能满足庞大的病患人群的诊疗需求，诊疗方面还缺乏规范及循证医学支持，个体化的最佳手术方案的选择有分歧等。

　　新学科的发展首先需要建立起一套独立完善的学术体系，需要一批该领域从业专业人员，也需要这一专业的参考书籍，特别是内容系统全面、知识实用，并且容易普及的书籍。《女性生殖器美学与功能整形图谱》一书在内容方面重点突出了知识的基础性、实用性和系统性，用一定篇幅介绍了该领域的新进展和发展趋势，并添加了大量的彩色解剖和手术图片，增加了可读性。除了完备的文字和图片材料外，本书特别介绍了一系列常规的治疗方法，包括浓缩血小板治疗、填充剂注射、激光以及手术等。希望本书能满足妇产科、泌尿外科以及其他相关专业医务工作者的需求，并能对从事女性生殖整复领域的广大医师同仁有所帮助。

元　铁
世界会阴整形学会亚太分会会长

译者前言

　　随着我国经济的飞速发展，女性在社会和家庭中的地位明显提高，越来越多的女性对个人生活品质有了全新的追求。从之前的对面部、胸部美容抗衰的关注，到近年来对形体、外生殖器官形态和功能的关注，全系统整形美容抗衰的时代已经到来。就女性生殖器整形美容的治疗手段来说，从最早的以手术治疗为主，转变到现在大众普遍认可和接受的以光电磁、注射等微创和无创治疗技术为主，治疗理念也从生物学的疾病治疗向生殖系统的年轻化和抗衰治疗转变。女性生殖器整形学（"私密整形"）已成为涉及妇产科学、整形外科学、泌尿外科学、康复运动医学、心理学等多个学科领域的交叉学科。

　　我曾有过多年的妇产科从业经历，在过去很长的一段职业生涯中更多地关注女性的妇科疾病以及孕育生产等，很少关注到女性两性体验、两性情感以及生育之后的生理、心理复原情况。从事医疗美容工作以来，我接触的多数是追求更高生活品质的健康女性，也更多地关注到孕产给女性身体和两性关系带来的影响，特别是意识到产后修复的重要性。在此期间，我多次赴德国、美国、以色列、意大利、西班牙学习参观并大量翻阅女性生殖器整形的国内外文献和书籍。一次偶然的机会，百特美公司的雷建武先生将这本书推荐给了我，让我如获至宝，爱不释手。这本书从美学和功能的全新视角为我的私密整形工作打开了一扇窗。因此，我也希望把书中所呈现的先进技术理念介绍给国内的同行医生们。我和所有译者非常认真地完成了本书的翻译工作。

　　这本书的主编Mario Goisis医生在意大利米兰大学获得医学学位，具有颌面外科执业资格，目前从事美容外科临床和研究工作，同时也是意大利9家连锁诊所的创始人和医疗总监。他提出了很多再生医学和微创美容技术的创新疗法，并拥有多项发明专利，尤其对注射美容技术有独到的见解。

　　本书共18章，开篇从人类学对女性生殖器形态和功能的研究谈起，接下来介绍了女性生殖器整形相关解剖和麻醉。各论部分则介绍了目前临床常用的女性生殖器整形美容治疗手段，包括小颗粒脂肪填充大阴唇、透明质酸钠和富血小板血浆（PRP）阴道年轻化注射技术、压力性尿失禁的注射治疗、羟基磷灰石钙在女性外阴注射的应用以及光电磁技术等，不仅关注了解剖，更注重了功能的改善和美学的设计。

在此需要说明的是，由于原著者是意大利籍医生，所用材料和设备与国内临床有一定的差异。为了增加中文版的实用性和可读性，我们在征得原著者同意后，特别补充了部分国内常用设备和材料的介绍，使其更加符合中国医生学习。本书是一本较全面的女性生殖器微整形类书籍，有效地补充了目前市场上同类书籍主要以手术介绍为主的空缺。本书图文并茂，共计有500余幅解剖图片和临床照片，内容清晰易懂，非常适合女性生殖器整形美容的初学者学习，对于成熟的整形外科医生拓展新的治疗视角和思路也大有裨益。

在这里，特别感谢百特美公司的雷建武先生积极联系出版社和协助处理版权事宜。感谢北京大学医学出版社的李娜老师，在书稿的编辑加工过程中倾注了很多精力。感谢昊海生科生物科技股份有限公司吴剑英董事长、辽宁德玛生物科技有限公司刘艳冬总经理、胜美瀚精（北京）科技发展有限公司杨蕾总经理和欧洲之星（Fotona）中国公司庞建新总经理的大力支持，他们致力于女性私密抗衰产品和设备的研发，对女性私密领域发展的引领功不可没。

感谢王建六教授百忙之中抽出时间对本书予以审阅指导。感谢我的老师何伦教授在美学上给予的指导。最后要感谢翻译团队的所有专家们，是你们夜以继日的付出，才让这本书经过疫情的洗礼、几经修改，虽然姗姗来迟，但终于得以付梓出版。

期待这本书能够带给读者全新的关于私密整形的系统认知，能够成为女性生殖器整形美容医生成长的"良师益友"。

张蔚宣

女性生殖器整形美容是一个快速增长的领域。本书清晰地描述了所有常规的治疗方法，包括浓缩血小板治疗、透明质酸注射填充、激光以及手术等。本书的亮点之处包括使用小颗粒脂肪、纳米脂肪和干细胞的创新性再生医学方法。本书通过500多幅临床及解剖照片描述了这些技术。按照书中描述的方法逐步操作，有助于术者安全和成功地开展治疗。

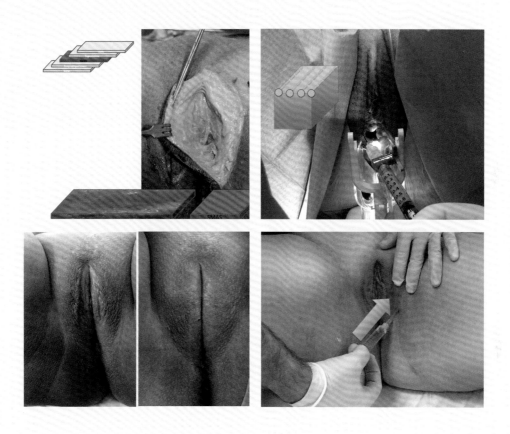

致谢
　　特别感谢俄罗斯联邦国立妇产科学和围产医学研究中心的Gennady T. Sukhikh教授。

目　录

第一章

人类学中关于女性生殖器的认知

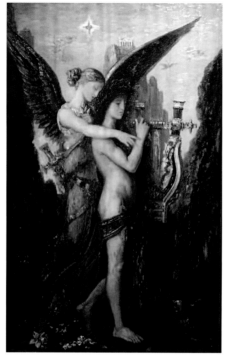 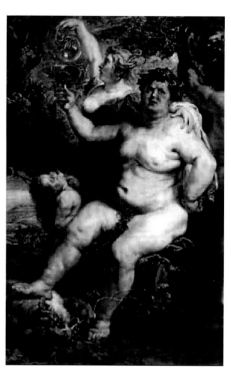

左图：缪斯（1891），古斯塔夫·莫罗，奥赛博物馆，巴黎

右图：彼得·保罗·鲁本斯，巴科，1638—1640年，赫米塔格，圣彼得堡

女性外阴美学与阿波罗和酒神的二分法

阿波罗和狄俄尼索斯都是宙斯的儿子。在希腊神话中，阿波罗象征着理性思维、秩序与纯洁。

相反，狄俄尼索斯是酒神，象征着非理性、混乱以及本能。

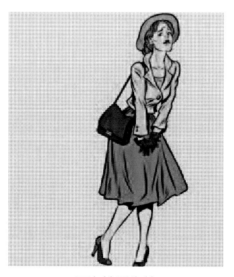 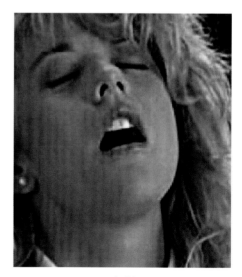

压力性尿失禁　　　　　　　　　　　G点增强

←————————阿波罗与酒神的二分法————————→

　　女性生殖器美容手术（female genital cosmetic surgery，FGCS）是指改变女性健康外生殖器结构和外观的非医学指征的美容整形外科手术，例如大阴唇注射填充术、小阴唇整形手术及阴道紧缩术。

要点提示

　　对于提出该手术要求的女性，应采集其完整的医疗、性生活和妇科病史，并应确定没有任何严重的性或心理功能障碍。应排除任何被他人胁迫或被利用的可能性。

- 完全知情同意是基本要求；
- 有明确的客观证据作为基础；
- 受术者应该得到相应的手术建议；
- 18岁以下的女性通常不应接受这种手术（小阴唇整形手术除外）。

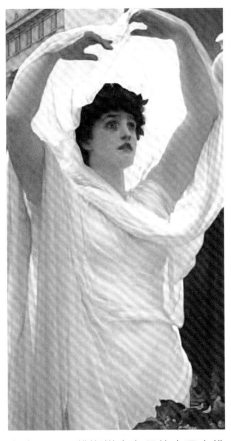

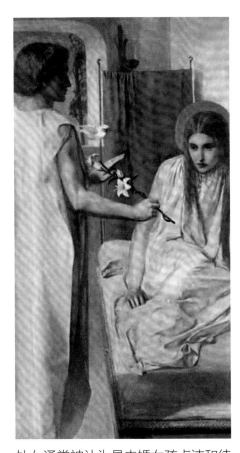

左图：维斯塔，弗雷德里克·莱顿（1830—1896）

右图：但丁·加布里埃尔·罗塞蒂，埃克·安西拉·多米尼，泰特美术馆，伦敦

在古罗马，维斯塔贞女是侍奉圣火维斯塔女神的女祭司，是家庭女神。女祭司的贞洁被认为与罗马的国家安全有直接关系。因此，任何性关系都被认为是煽动叛乱的行为。违反这个规定会遭到可怕的惩罚而被活埋在科里纳港附近斯切拉图斯校区（"邪恶之地"）的一个地下室里。

处女通常被认为是未婚女孩贞洁和纯洁的标志。在许多国家，未能在新婚之夜证明自己是处女可能会给女孩带来严重的后果。

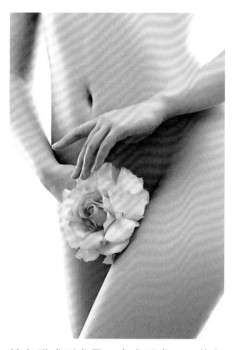 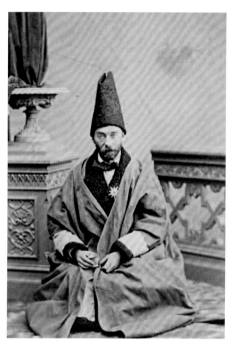

处女膜成形术是一个小手术，一些女性会对该手术有特殊的需求。由于文化或者宗教等原因，她们的处女膜需要在婚前保持完整。

处女膜成形术并不是一个新手术。1865年，一名在伊朗王室工作的奥地利内科医生雅各布曾报道说："在伊朗，如果女孩失去处女之身，女孩的家人可能会找专业的伊朗外科医生帮助女孩进行处女膜修复。"

珍妮特于2017年3月26日发表于《卫报》："在伊朗对童贞的重视"。

　　在许多国家，由于婚前发生性行为的女孩数量增多，使得最近处女膜修复手术的比率出现了增长。

　　2015年，在德黑兰（伊朗首都）进行的人种学现场调查期间，一些接受过处女膜成形术的女性接受了采访。调查结果显示处女膜成形术是隐秘进行的，用来抵制限制女性婚前性行为的性不平主义等规定。

　　处女膜成形术使女性婚前性行为成为可能，它使得婚前性行为在不同性别间更平等。

Med Anthropol Q. 2016 Jun；30（2）：222-37. doi：10.1111/maq.12202.Epub 2016 Mar 14.

在伊朗再造童贞：处女膜成形术作为抵抗的一种形式。——艾哈曼迪

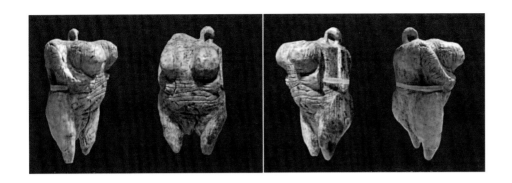

希尔克林根的维纳斯（也被称为"黑森林维纳斯"）是用猛犸象牙制作的旧石器时代维纳斯雕像。它可以追溯到3万5千年至4万年以前，是迄今人类发现的最古老的人类形象。

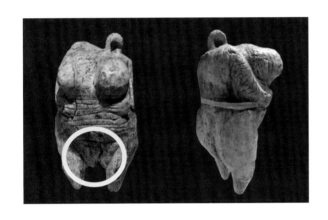

"黑森林维纳斯"意指臀部脂肪过多的状态（steatopygic），是指在臀部、大腿、膝盖和外阴区域有大量脂肪组织，产生身体的曲线美。这个词来自希腊语"stéar"（脂肪或更好的、有肉的）和"pug"（向上翘的臀部）。

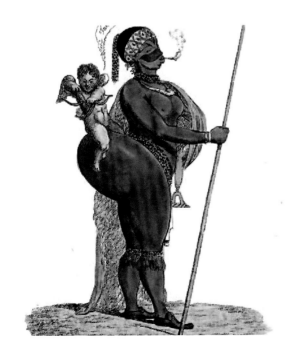

从莎拉·巴特曼·霍顿托特·维纳斯的照片中可以看到，她有一个非常大的肥臀。在19世纪的欧洲，她因表演奇异秀而博人眼球。

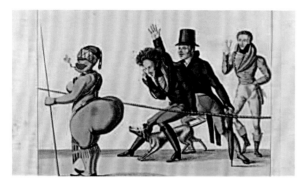

莎拉·巴特曼的昵称是"霍顿托特"，是科伊人取的，"维纳斯"是指罗马的爱情女神。

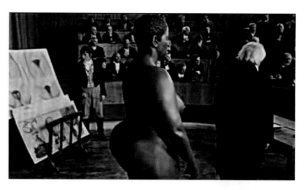

莎拉·巴特曼展示了一个清晰的肥大阴唇，当她以直立位站立时，她的阴唇能够被向外拉长至4英寸长。

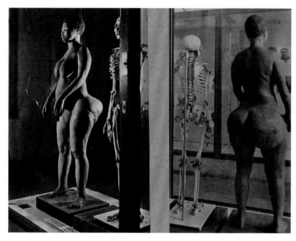

在位于巴黎的人类博物馆里，参观者能够看到她的大脑、骨骼、生殖器和她身体的石膏模型，这个模型持续展示了至少一个半世纪。她的生殖器和其他的身体部位被公开展示了160年，直到1974年最终从人们的视野中消失。

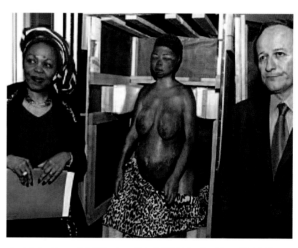

在1995年，掀起了一场"带霍顿托特·维纳斯回家"的运动。纳尔逊·曼德拉提出将莎拉·巴特曼的遗骸遣送回南非。在国际妇女节，人们为莎拉在她的出生地南非甘图斯河谷举行了国葬。

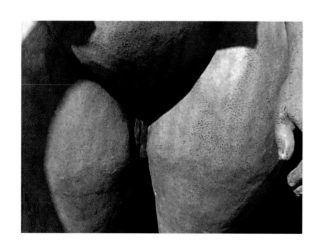

法国比较解剖学和古生物学之父居维叶对她的身体进行了尸检，并从她的身体取下石膏模型。当身体的部件被整合在一起后，"雕塑家和艺术家进一步完成了模型的线条，用松节油抛光模型表面，然后画上皮肤和血管，最后涂上一层亮光漆"。巴黎的模型被摧毁了，但是有一个模型幸存。

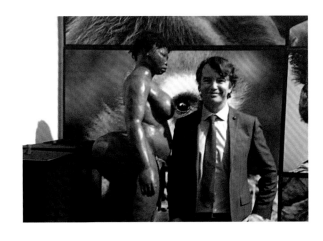

在莫斯科大学人类学系靠近公众通道的博物馆里，莎拉·巴特曼的模型仍然存在。

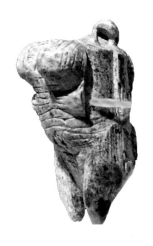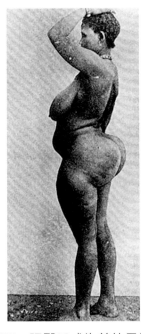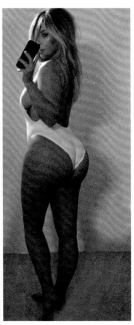

从一个物体到畸形秀：当下，肥臀又成为美的目标和成功的赞歌。

第二章

女性生殖器解剖学

译者注

    虽然整形美容外科是把外观、形态放在首位，但明确外生殖器解剖层次，如大阴唇各层次解剖，可以在完善形态的同时避免后期指状脂肪垫疝出导致的大阴唇皮肤松弛、褶皱。而盆腔骨性、肌肉、韧带支撑结构的明确，在女性生殖器整形美容外科中具有重要的意义。其不但能辅助诊断产后阴道松弛脱垂、产后压力性尿失禁、盆腔脏器脱垂，更能精准地分析以上疾病发生的解剖学原理，进而制订靶向治疗计划，从而避免医生在治疗过程中对器质性疾病的忽略。以上两方面并不冲突，医生在治疗当中，首先要从形态方面考虑更好、更精美的修饰，同时也要考虑器质性病变与形态学之间的关系。而无论从任何一个方面考虑问题，解剖学都是客观的、具有明确临床指导意义的基础学科及依据。所以，本章节的理论知识对于女性生殖器整形美容从业人员是必须要掌握的。

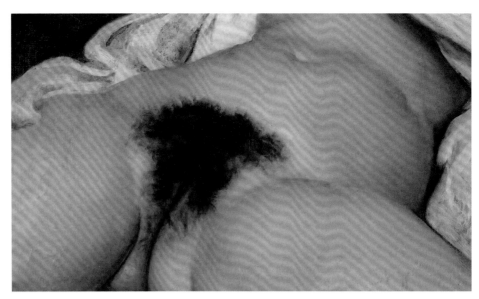

古斯塔夫·库尔贝的油画《世界的起源》

　　大阴唇构成阴部裂隙的外侧边界。女性外生殖器由大阴唇、小阴唇、唇间沟、阴蒂包皮、阴蒂头、阴蒂系带、尿道和阴道组成。

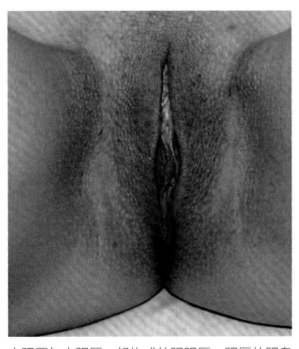

大阴唇与小阴唇一起构成外阴阴唇。阴唇从阴阜向下延伸到会阴。

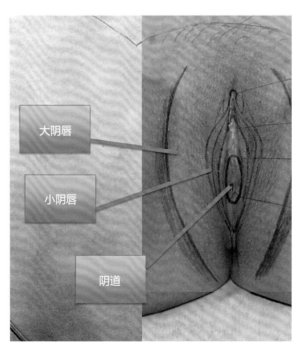

外阴区解剖结构

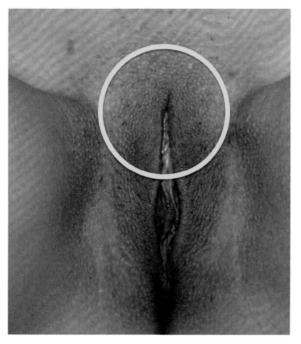

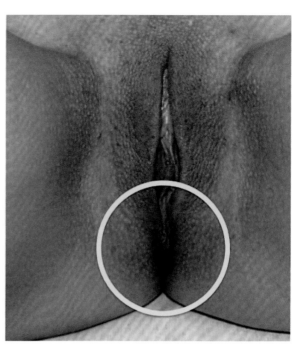

大阴唇前部较厚，在阴阜下方汇合形成唇前联合。

大阴唇后部较薄，在阴唇后联合的水平上并没有真正的连接，而是消失在邻近的表皮中。

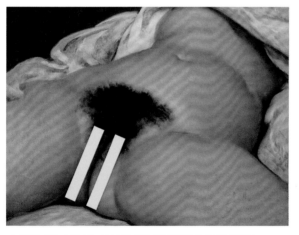

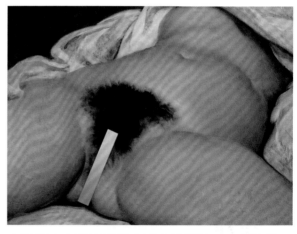

大阴唇外表面有色素沉着并覆盖浓密的阴毛。

大阴唇内表面光滑并布满大的汗腺、皮脂腺等，大阴唇被覆鳞状上皮。

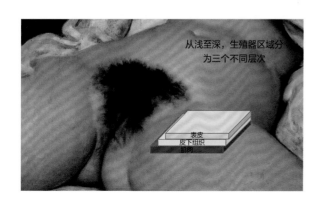

从浅至深，生殖器区域分为三个不同层次：第一层为表皮或黏膜，第二层为皮下组织，第三层为肌肉。

图片来源：古斯塔夫·库尔贝的油画《世界的起源》

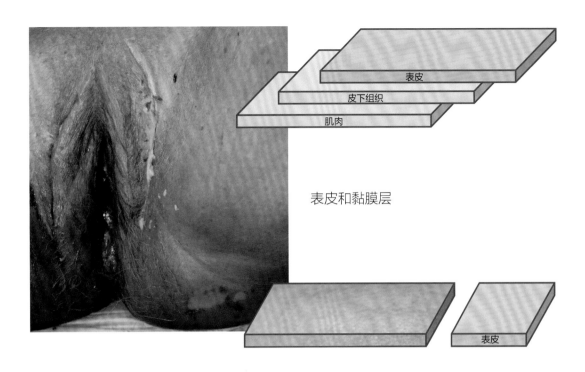

表皮和黏膜层

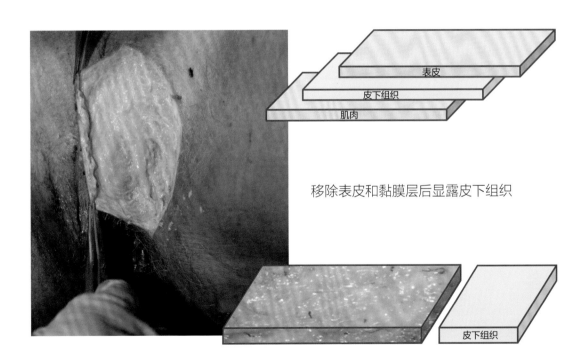

移除表皮和黏膜层后显露皮下组织

译者注

　　大阴唇的解剖层次与体表其他部位有所不同。面部存在特殊的解剖结构即SMAS筋膜层，而大阴唇的层次从浅至深分别是皮肤-皮下脂肪-筋膜层（鳞状上皮组织结构，又称为Colles筋膜层-指状脂肪垫）。尤其在进行注射或手术过程中，Colles筋膜层是不能被破坏的，否则会因为指状脂肪垫的疝出而出现大阴唇松弛或下垂症状。

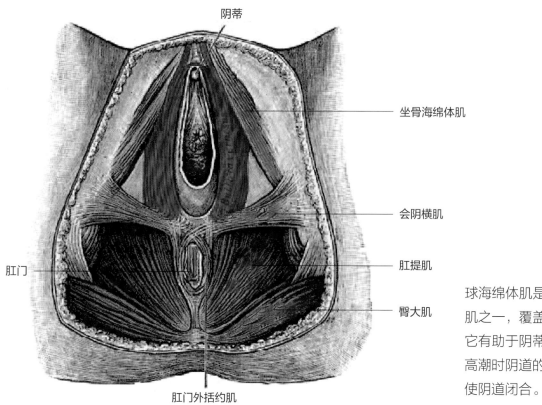

阴蒂

坐骨海绵体肌

会阴横肌

肛提肌

肛门

臀大肌

肛门外括约肌

球海绵体肌是会阴浅表肌之一，覆盖前庭球。它有助于阴蒂勃起和性高潮时阴道的收缩，并使阴道闭合。

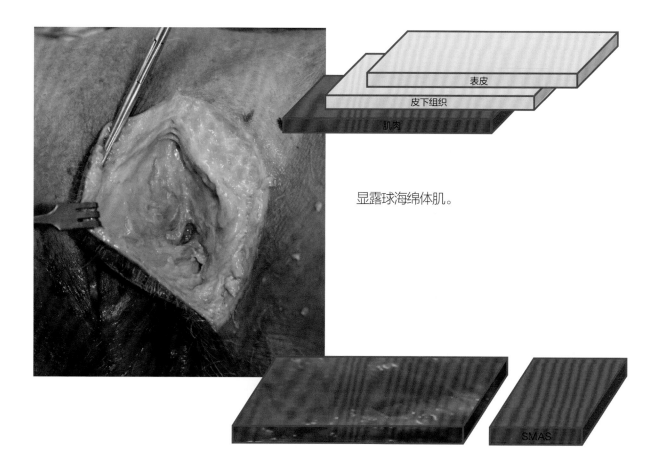

表皮

皮下组织

肌肉

显露球海绵体肌。

SMAS

发自阴部内动脉和会阴动脉的小动脉显露于第三层（肌肉层）。

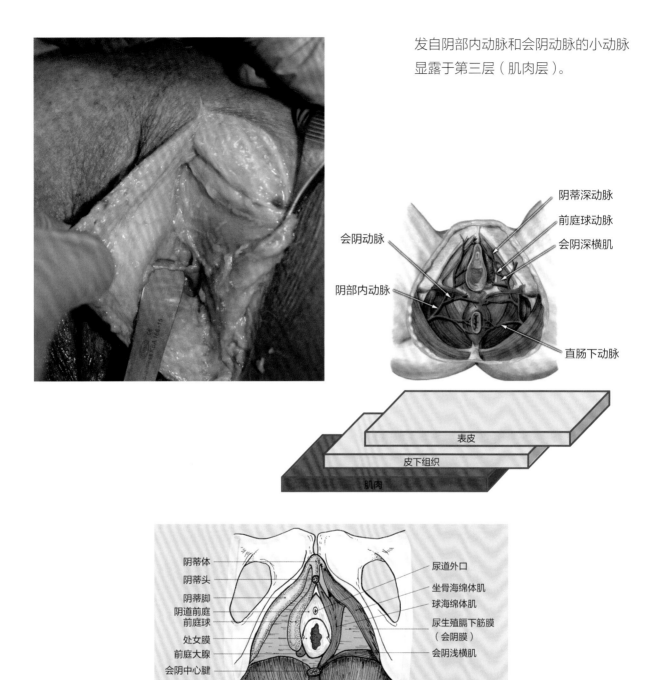

阴蒂深动脉
前庭球动脉
会阴深横肌
会阴动脉
阴部内动脉
直肠下动脉

表皮
皮下组织
肌肉

阴蒂体
阴蒂头
阴蒂脚
阴道前庭
前庭球
处女膜
前庭大腺
会阴中心腱
肛门
臀大肌
肛尾韧带

尿道外口
坐骨海绵体肌
球海绵体肌
尿生殖膈下筋膜（会阴膜）
会阴浅横肌
肛门外括约肌
肛提肌

译者注

　　会阴的概念往往被当做是一个单独的小概念，或者被认为是局部的解剖结构；实际上，会阴是"复合体"。其由坐骨耻骨分支、坐骨结节、骶结节韧带、尾骨为边界共同构成。按深浅层次分析，会阴分为会阴浅隙和会阴深隙，两个间隙由会阴膜分隔。会阴浅隙为会阴肌浅层，其中包括坐骨海绵体肌、球海绵体肌、会阴浅横肌，以及阴蒂勃起组织、前庭球、阴道前庭腺。会阴区的血液供应由髂内动脉前干发出并供应大部分。髂内动脉前干发出的阴部内动脉是会阴体的主要血供来源。

阴道解剖

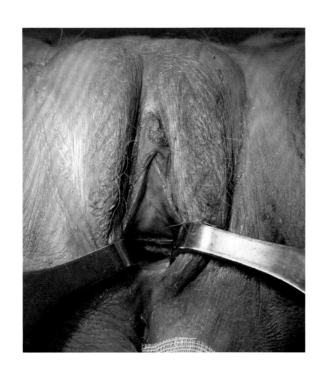

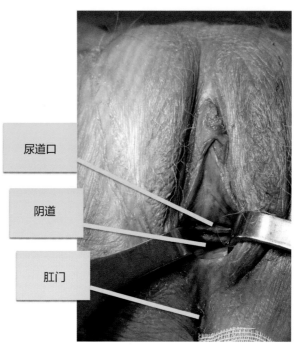

尿道口

阴道

肛门

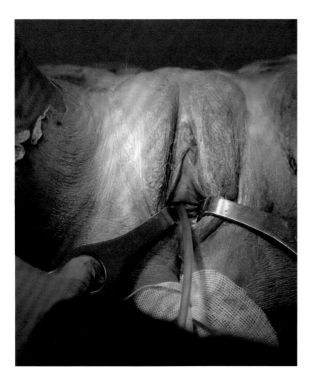

在尿道中插入一个导管。

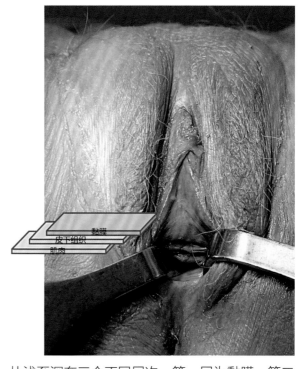

黏膜
皮下组织
肌肉

从浅至深有三个不同层次，第一层为黏膜，第二层为皮下组织，第三层为肌肉。

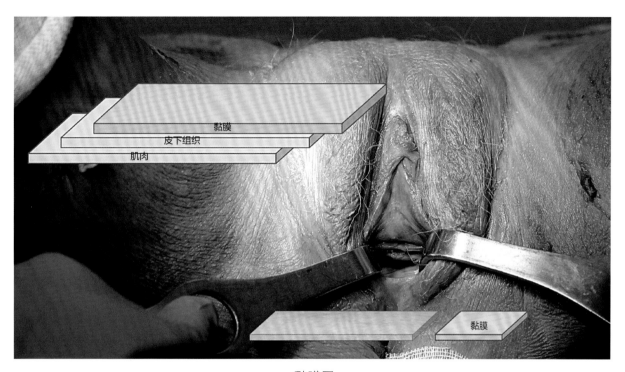

黏膜层

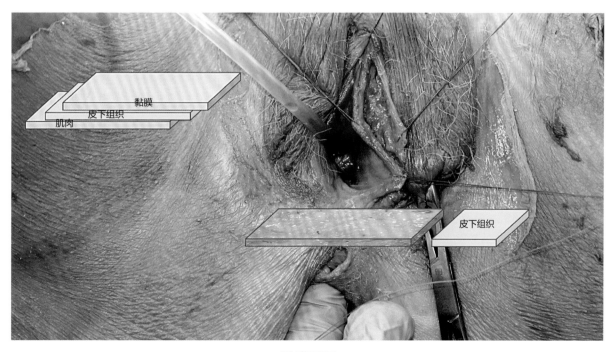

黏膜下层

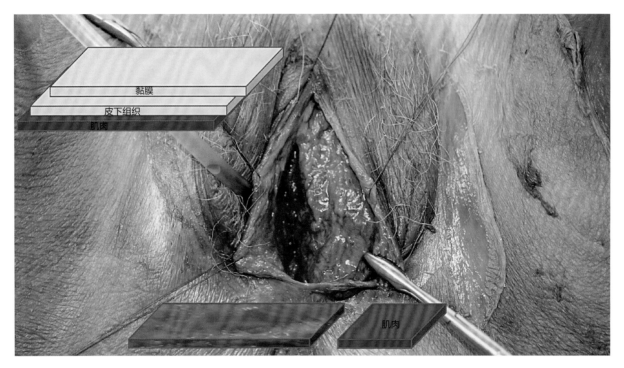

肌肉层

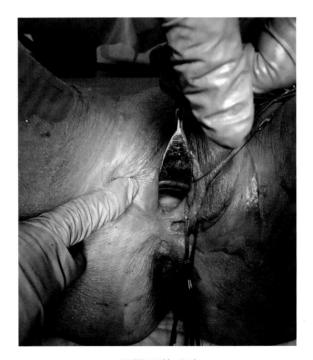

显露阴道后壁

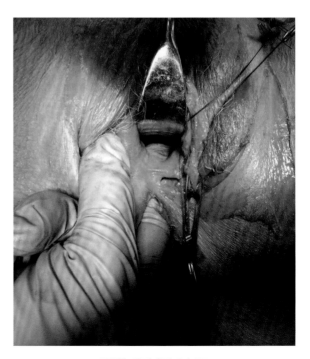

阴道后壁邻近直肠

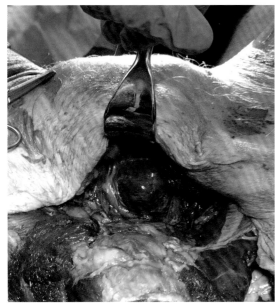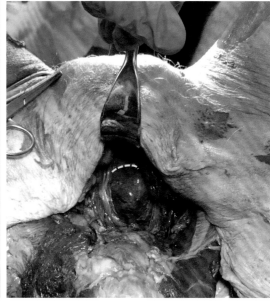

后壁很薄

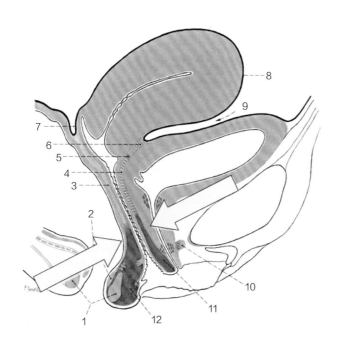

1. 肛门外括约肌
2. 肛门内括约肌
3. 阴道筋膜与直肠筋膜之间的松散结缔组织
4. 阴道筋膜与膀胱筋膜之间的疏松结缔组织或膀胱间隙
5. 阴道上膈
6. 膀胱外侧间隙
7. 直肠陷凹
8. 子宫外膜
9. 子宫陷凹
10. 会阴韧带
11. 尿道阴道膈
12. 直肠阴道膈

译者注

　　阴道的支撑共有三个层次，第一层为顶端支撑，支撑结构为子宫骶主韧带复合体；第二层为阴道旁到盆筋膜腱弓（arcus tendineus fasciae pelvis，ATFP）；第三层为阴道旁到尿生殖膈、肛提肌以及会阴体。阴道前方的支撑为耻骨宫颈筋膜，后方支撑为直肠阴道筋膜（Denonvilliers筋膜）。直肠阴道筋膜下段在会阴体上方分离，前层紧贴阴道壁向下走行并消失，后层紧贴直肠后壁向下走行并逐渐消失。直肠阴道筋膜所构成的阴道后壁因解剖走行其厚度逐渐减小，所以在手术过程中，薄弱的阴道后壁往往是最应该注意避免损伤的结构。

第三章

女性生殖器整形
相关麻醉学

阴部神经阻滞麻醉

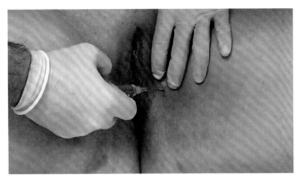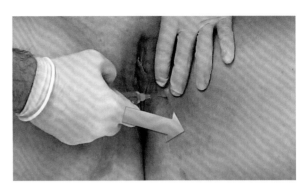

阴部阻滞麻醉是局部麻醉的一种，可以缓解注射疼痛。阴部阻滞麻醉阻断的是骨盆坐骨棘附近的阴部神经。

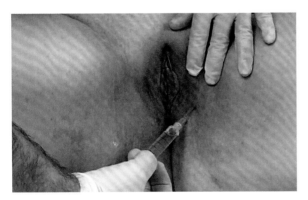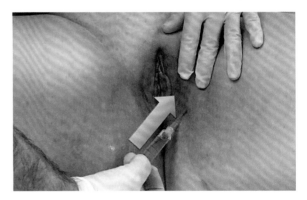

用25 G、8 cm长的尖脊髓穿刺针注入5 ml利多卡因溶液。这种注射可以迅速缓解会阴、外阴和阴道的疼痛。

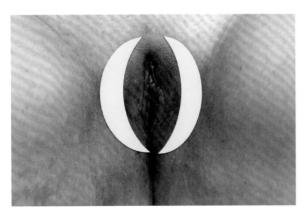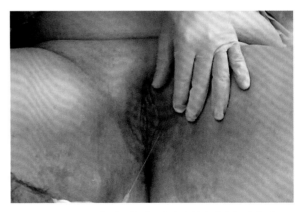

利多卡因溶液行外阴周围区域浸润麻醉，黄色示外阴区浸润麻醉区。由于利多卡因具有细胞毒性作用，因此必须避免将利多卡因溶液注入血管内。

用25 G、8 cm长的尖脊髓穿刺针注射利多卡因溶液。

阴部神经解剖

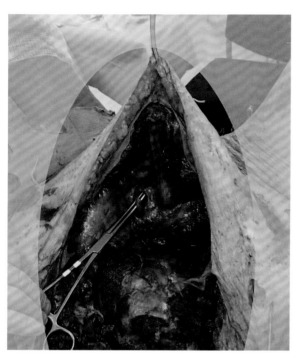

阴部神经区域解剖

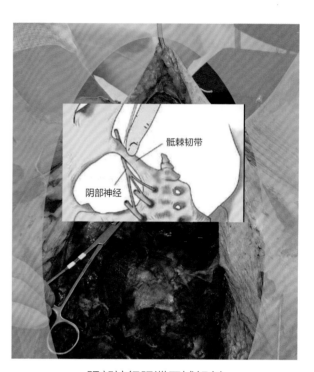

阴部神经阻滞区域解剖

麻醉方法

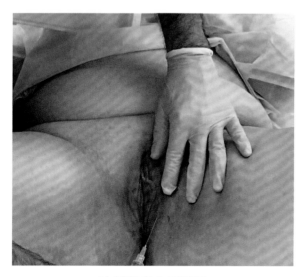

注射利多卡因溶液

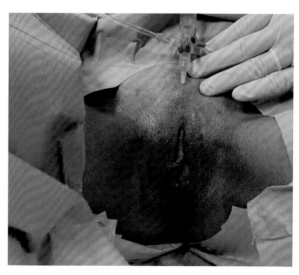

大阴唇填充整形术的局部麻醉方法：用30 G针注射利多卡因溶液。

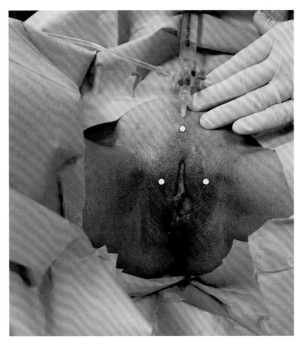

经套管在3个进针点（黄色圆圈）注射0.5 ml利多卡因溶液。

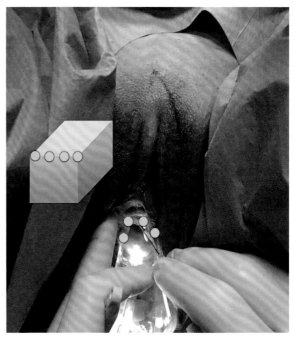

阴道成形术的局部麻醉方法：在每个进针点注射0.5 ml利多卡因溶液。

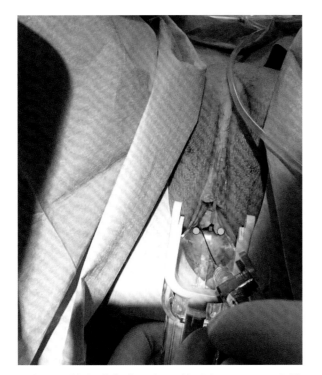

G点增强的麻醉方法：在尿道后方3 cm，距中线（蓝线）3 cm的左右两侧（绿色圆圈）黏膜下层，各注射1 ml利多卡因溶液。

译者注

　　阴部神经起自第2～4骶神经根，在尾椎肌和梨状肌间下行，最终从骶棘韧带中下方穿行至坐骨棘。在上述走行过程中，神经从坐骨大孔离开骨盆，经坐骨小孔进入骨盆，沿闭孔内肌中部的阴部管内的坐骨肛门窝侧壁穿行，再分裂成末端分支供应会阴的皮肤和肌肉。阴部神经在盆膈上筋膜和内骨盆筋膜层面分出阴蒂背神经和会阴神经。本章的阻滞麻醉位置即阻滞了阴部神经的止点，也就是坐骨棘位置。

第四章

小颗粒脂肪大阴唇
填充整形术

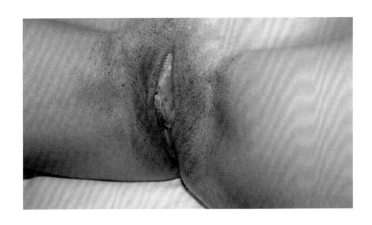

　　女性随着年龄增长，尤其是进入更年期后，外阴（大阴唇）体积减小是一个很常见的问题。小颗粒脂肪注射填充术是使大阴唇丰满的一种非常简单且有效的治疗方法。

禁忌证： 脂肪不能注射到缺乏充足血供的区域，也不能注射在有感染或炎症的区域。如果该区域曾经填充过液体硅胶或其他的永久性填充物，则不应再注射脂肪，因为新的注射可能会导致早期植入物相关的炎症或者感染发生。

手术时间： 脂肪采集后，注射过程一般需要20 min。

材料： 4~16 ml小颗粒脂肪。

注射小颗粒脂肪需要： 21 G针，22 G、4 cm钝头套管。

小颗粒脂肪获取和加工过程需要：

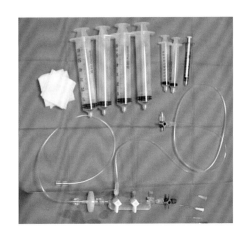

- 一套小颗粒脂肪获取系统，可以应用"Microfat box"（**译者注** 可将其理解为小颗粒脂肪处理装置），由一个带有清洗和过滤的闭合系统的RAMP装置构成（www.microfat.com）。
- 4个60 ml注射器、2个10 ml注射器、1个1 ml注射器。
- 30 G针、16 G针。
- 1根直径2 mm、长10 cm的Goisis导管，用于获取脂肪。
- 1瓶氯己定-乙醇溶液（2%葡萄糖酸氯己定和70%异丙醇）。
- 无菌敷料或无菌巾。
- 冰袋。
- 2 cm×2 cm无菌纱布。
- 闭塞性敷料成分组成的无菌手术单。

药物： 100 ml冷生理盐水溶液、120 ml冷利多卡因溶液。

地点： 小颗粒脂肪获取可在一个小型/门诊手术室完成。应备好氧气、脉搏血氧仪和急救推车/箱。

助手： 在整个操作过程的第一阶段，助手通过无菌操作协助将物品转移至操作区。当然，整个操作过程也可以由一名医生自己完成。

注射平面： 皮下脂肪区域。

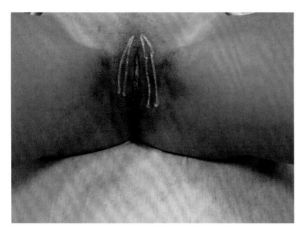

大阴唇不饱满（治疗前图片），图中显示了套管的方向。

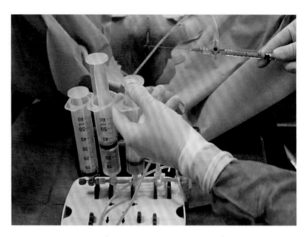

用Microfat box（www.microfat.com）获取20 ml小颗粒脂肪，准备注射。

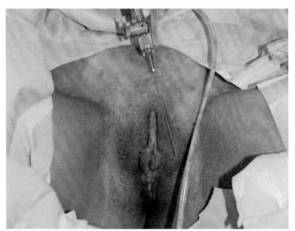

套管的路径

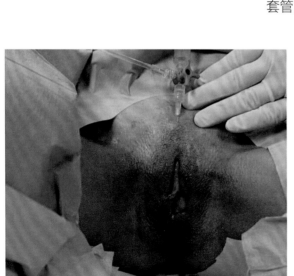

将2 ml局麻药（配制好的肿胀液）注入进针点部位，深度至球海绵体肌浅层以上。

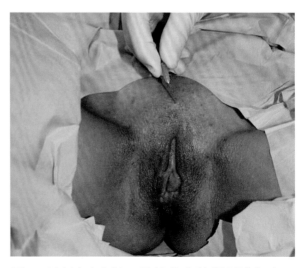

用21 G针刺破皮肤，使钝头套管顺利进入皮下组织层。

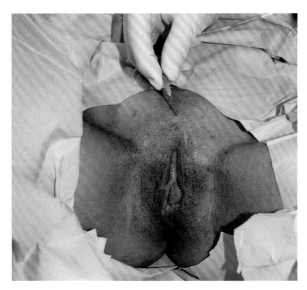

22 G钝头套管垂直插入。

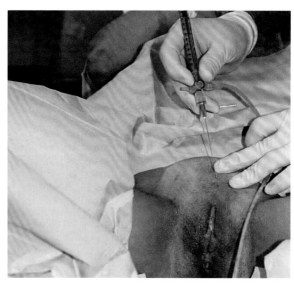

套管插入皮下，在皮下组织平面注射脂肪。

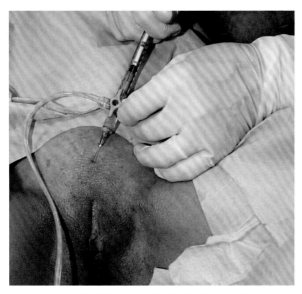

然后将套管转向右侧球海绵体肌区域。

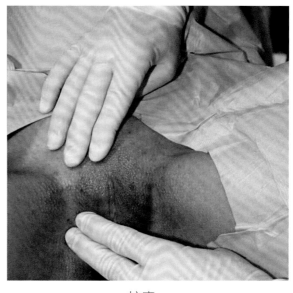

按摩。

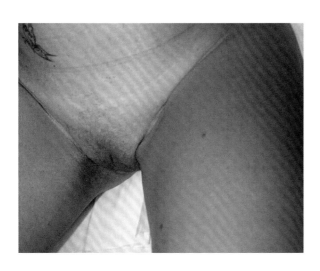

治疗后9个月外阴外观。

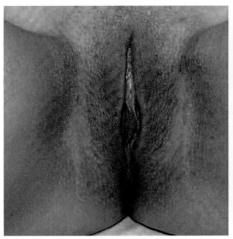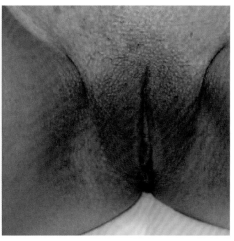

治疗前和治疗后9个月外阴外观对比。

小颗粒脂肪填充外阴区域的解剖演示

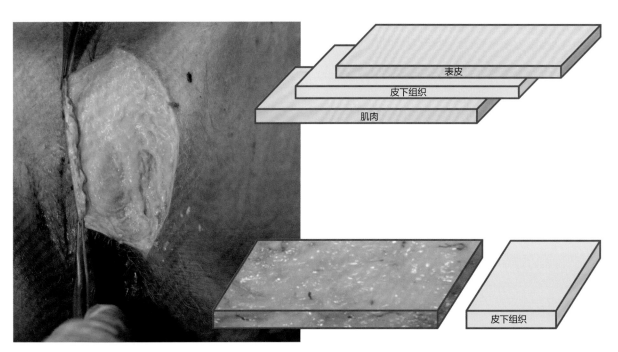

目的是从解剖学上演示将脂肪注射到皮下平面（第二层次，皮下组织）。

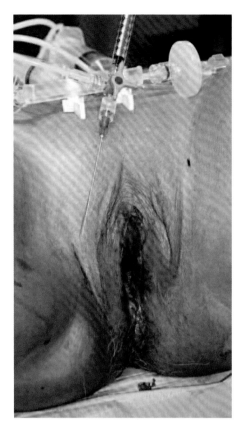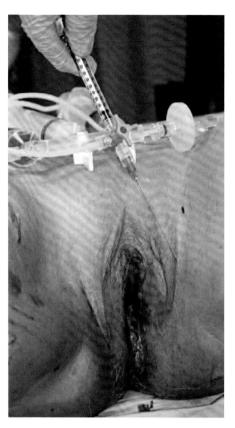

展示套管的路径。

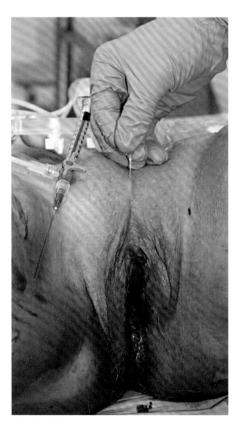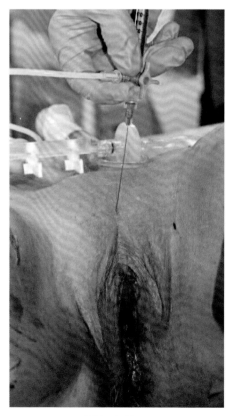

制作进针孔。　　　　　　　　　　　　插入套管。

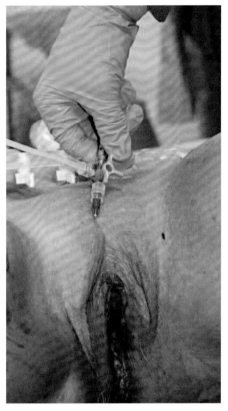

注射加有绿色色料的脂肪。

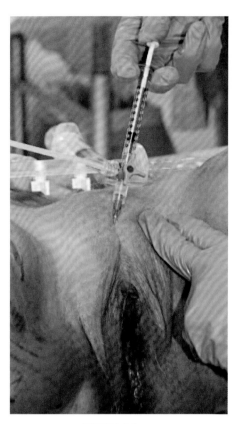

逆行注射。

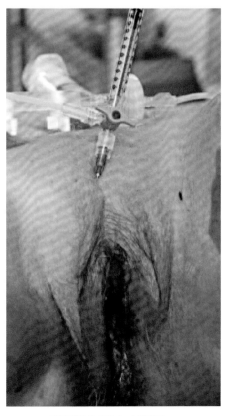

扇形注射填充大阴唇。

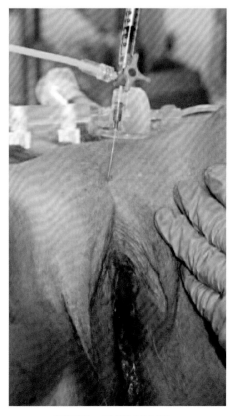

采用单一穿刺点注射。

女性外生殖器注射填充有多种方法。建议使用脂肪填充的医生往往考虑的是脂肪能够长期、稳定存在，而透明质酸钠凝胶或其他人工合成材料由于维持时间短和代谢不均等有可能造成组织形态不佳；建议使用透明质酸钠凝胶或其他人工合成材料填充的医生往往考虑了透明质酸钠凝胶的易操作性、填充即刻良好的效果，而脂肪移植后有可能存在脂肪的不完全存活、部分液化吸收和二次填充或多次填充的可能性。无论哪种方法，都是对外生殖器良好形态和功能的更佳追求。在选用人工合成材料时，译者比较推崇透明质酸钠凝胶，可以迅速解决形态的不佳，虽然维持时间相对较短，但对于初次、初期接触私密整形以及对私密部位形态或功能要求并不苛刻或追求短期效果、尝试性治疗的受术者，是个不错的选择。在进行脂肪填充手术时，要考虑的是受术者对于手术的接受度，以及对于二次或多次填充的接受度；术中要注意对脂肪供区的选择、取出脂肪的处理、脂肪填充量等问题。所以，这两种治疗方案各有利弊，在进行受术者选择及确定治疗方案前，一定要做到和受术者的有效沟通，做到对填充物特性的完全理解，这样才能保证术后效果以及避免术后不满意的发生。

小颗粒脂肪注射后外阴区域的分层解剖

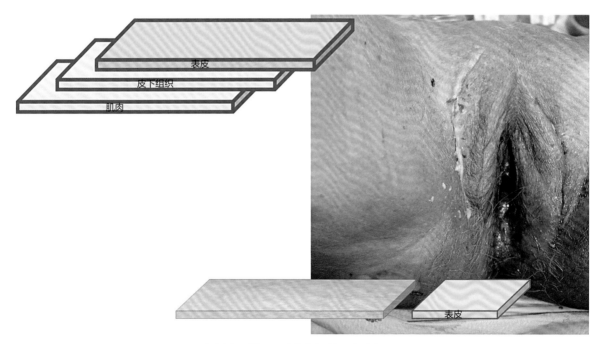

对注射后外阴区域进行分层解剖。

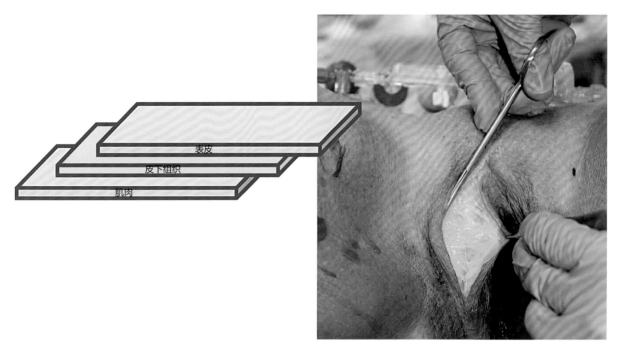

显露皮下组织，证实有被注射的脂肪。

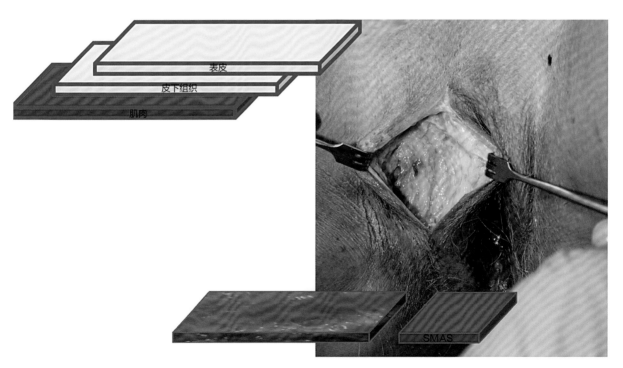

切开皮下组织，显露肌肉层，进一步证实肌肉层没有被注入脂肪颗粒。

第五章

外阴和阴道年轻化
注射技术

外阴和阴道年轻化注射技术是用低黏度透明质酸钠去诱导外阴皮肤和阴道黏膜的深度水合作用，同时刺激真皮产生新的基质，进一步改善外阴皮肤和阴道壁的结构和弹性。随着年龄的增长，内源性透明质酸的产生会明显减少，进而产生外阴萎缩和阴道内黏膜变平变薄、弹性和水分不足现象。在外阴真皮层或阴道黏膜下注射低黏度透明质酸钠，可增强成纤维细胞、巨噬细胞、内皮细胞的功能并对抗破坏真皮层胶原蛋白的自由基，从而诱导外阴真皮层和阴道固有层胶原蛋白的再生。

译者注

国内常用的在阴道黏膜下注射的低黏度透明质酸钠有水薇光和术唯可。另外，还可在皮下脂肪层注射微交联修饰透明质酸钠凝胶，目前国内使用广泛的是医用姣兰Janlane透明质酸钠，可以起到即刻饱满和持续补水的作用。

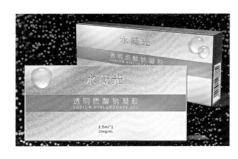
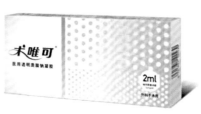
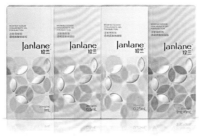

适应证

· 外阴和阴道年轻化注射技术能够改善女性生殖器区域的皮肤和黏膜营养、质地及真皮层的弹性，同时填充皮下脂肪层（**译者注** 非交联的透明质酸钠如水薇光通常注射于大阴唇真皮层和阴道黏膜固有层，而交联的姣兰Janlane注射用修饰透明质酸钠凝胶则注射于大阴唇皮下脂肪层和阴道黏膜下）。

· 低黏度透明质酸钠（如水薇光）注射可以与小颗粒脂肪注射联合应用，为期12个月。对于不接受脂肪填充的患者，微交联剂的透明质酸钠凝胶（如姣兰）可以直接用于大阴唇脂肪层的填充。

治疗方案

· 在第4、8和12个月注射小颗粒脂肪。

· 在第1、2、3、5、6、7、9、10和11个月注射非交联低黏度透明质酸钠。

手术时间：注射过程通常需要5～10 min。

材料：0.8～2.5 ml低黏度透明质酸、29～30 G针、局麻药、绷带和消毒液。

材料选择：姣兰Janlane（注射用修饰透明质酸钠凝胶）、水薇光（非交联低黏度透明质酸钠）。

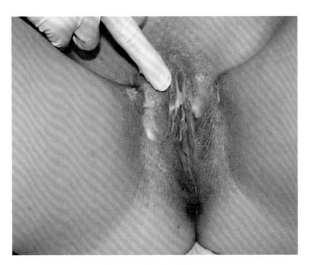

应用局部麻醉药。

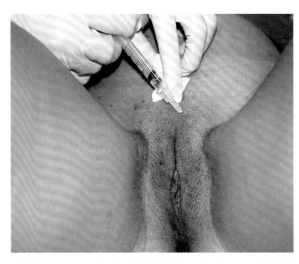

采用picottage技术（**译者注** 等距离多点注射同剂量的物质）在大阴唇真皮层注射非交联透明质酸钠凝胶。

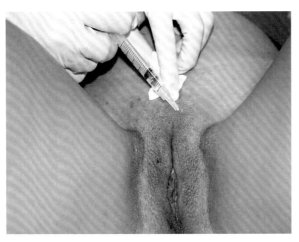

将针插入皮下2~3 mm，每个点注射量要少，大约0.05 ml或者更少剂量。

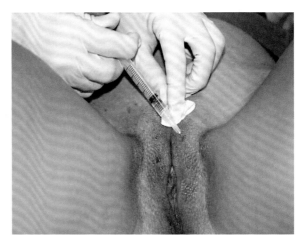

不同注射点之间的理想距离是1 cm。

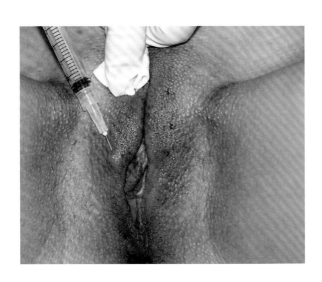

picottage技术（**译者注** 等距离多点注射同剂量的物质）

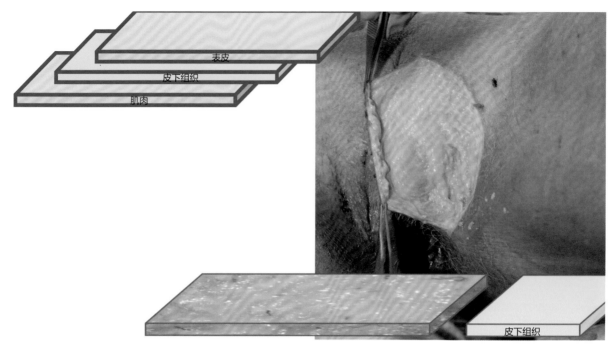

用透明质酸钠进行外阴部的年轻化注射治疗：从解剖学上演示将交联透明质酸钠（如姣兰Janlane交联注射用修饰透明质酸钠凝胶，内混色料）注射到皮下平面（第二层次，皮下组织）。

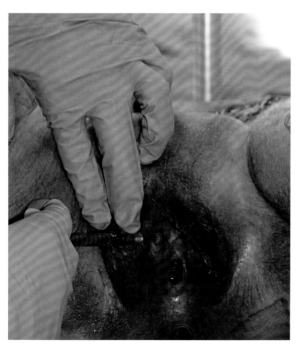

应用picottage技术在黏膜层注射透明质酸钠（如水薇光）。

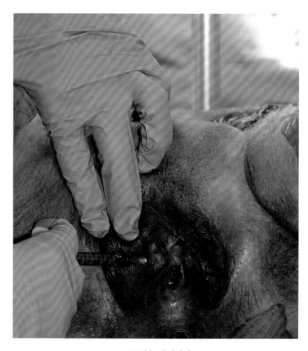

不同的注射点

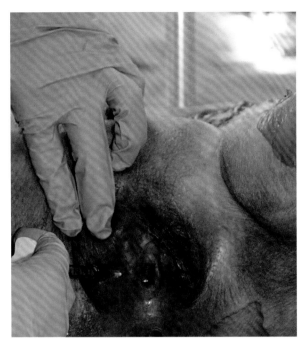

不同的注射点

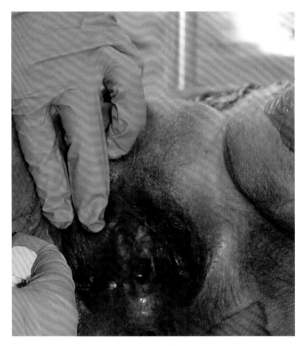

不同的注射点

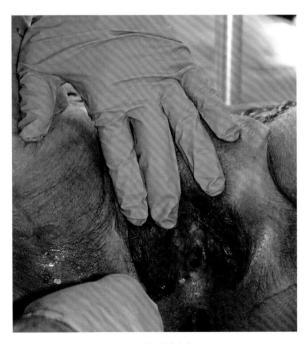

不同的注射点

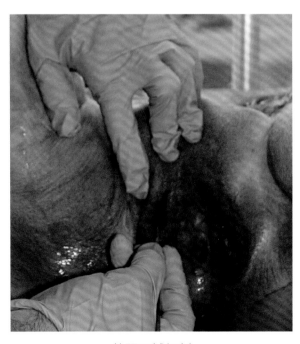

外阴区域解剖

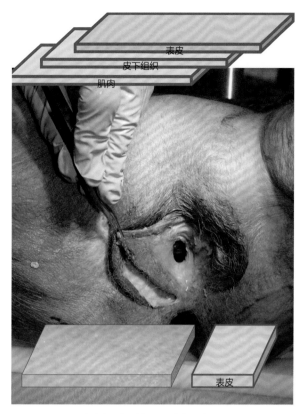

注射后的外阴区域解剖。

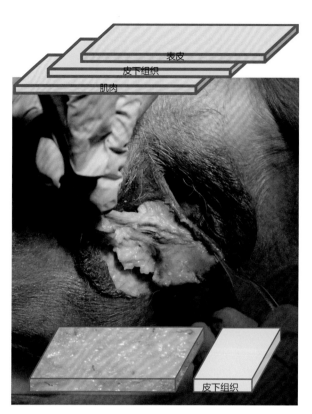

显露皮下组织，可见注入的透明质酸钠。

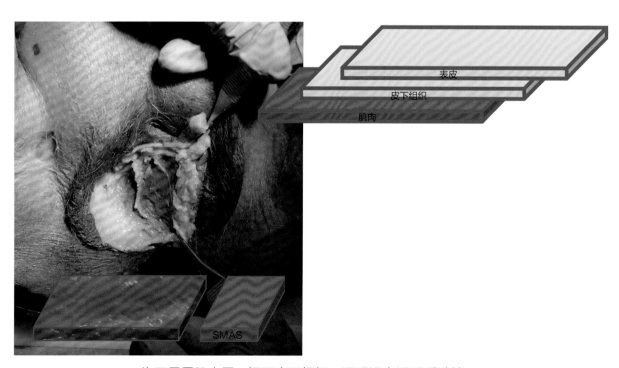

为了显露肌肉层，切开皮下组织，证明没有透明质酸钠。

第六章

纳米脂肪注射治疗
阴道萎缩

阴道萎缩是围绝经期和绝经后女性的一种常见疾病。常见症状包括阴道干涩、瘙痒和性交困难。常见体征包括大小阴唇萎缩、黏膜干燥和外阴皮肤病。

阴道萎缩极大地影响了女性的生活质量和性生活质量。

Kingsberg SA，Wysocki S，Magnus L，Krychman ML. Vulvar and vaginal atrophy in postmenopausal women: findings from the REVIVE (REal Women's VIews of Treatment Options for Menopausal Vaginal ChangEs) survey. J Sex Med 2013; 10: 1790-9.

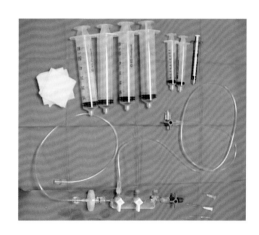

材料： 4~16 ml小颗粒脂肪。

注射纳米脂肪需要： 25 G、6 cm长的锐针。

小颗粒脂肪获取和加工过程需要：

- 一套小颗粒脂肪获取系统，可以应用"Microfat box"（**译者注** 可将其理解为小颗粒脂肪处理装置），由一个带有清洗和过滤的闭合系统的RAMP装置构成（www.microfat.com）。
- 4个60 ml注射器、2个10 ml注射器、1个1ml注射器。
- 30 G针、16 G针。
- 1根直径2 mm、长10 cm的Goisis导管，用来获取脂肪。
- 1瓶氯己定-乙醇溶液（2%葡萄糖酸氯己定和70%异丙醇）。
- 无菌敷料或无菌巾。
- 冰袋。
- 2 cm×2 cm无菌纱布块。
- 闭塞性敷料成分组成的无菌手术单。

药物： 100 ml冷生理盐水溶液、120 ml冷利多卡因溶液。

地点： 小颗粒脂肪获取可在一个小型/门诊手术室内完成。应备好氧气、脉搏血氧仪和急救推车/箱。

助手： 在整个治疗过程的第一阶段，助手可协助将物品以无菌方式转移至操作区域。当然，一名医生也能完成整个操作过程。

纳米脂肪处理需要： Goisis纳米脂肪工具箱。

注射平面： 阴道壁黏膜下层。

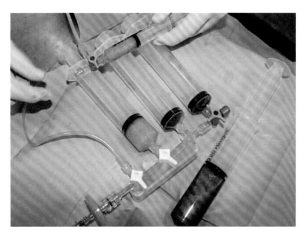

用小颗粒脂肪处理装置制备小颗粒脂肪（www.microfat.com）。

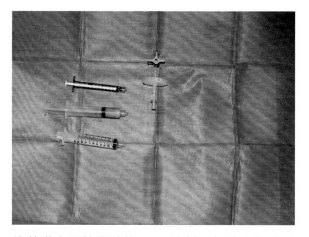

将装满小颗粒脂肪的10 ml注射器与纳米脂肪系统连接（www.microfat.com）。

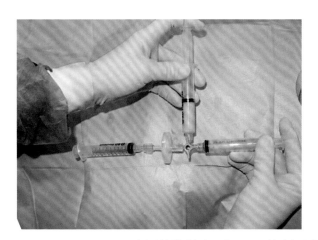

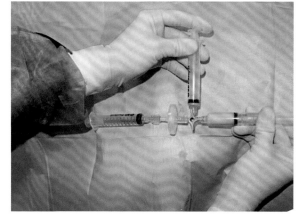

小颗粒脂肪在2个10 ml注射器之间经过30次往复推注被破碎。

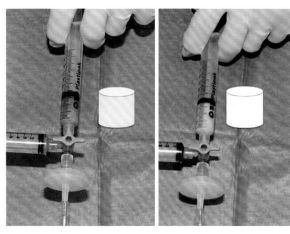

小颗粒脂肪是黄色的，经过30次往复推注后，变成了黄白色的纳米脂肪。

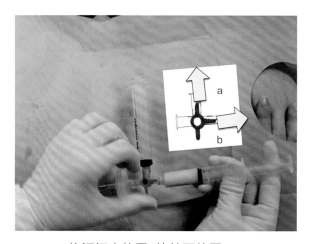

将阀门由位置a旋转至位置b。

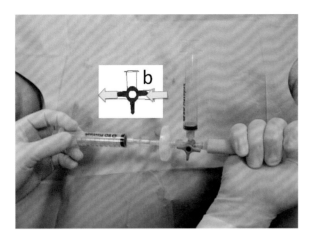
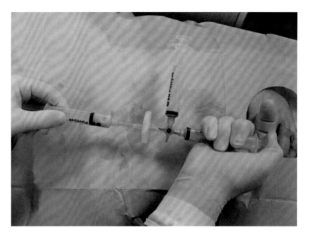

将纳米脂肪转移至第三个10 ml注射器。

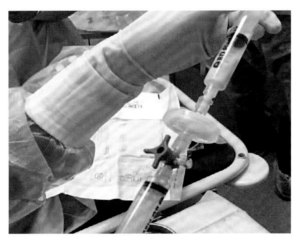

12 ml小颗粒脂肪经过破碎和过滤，获得10 ml纳米脂肪。

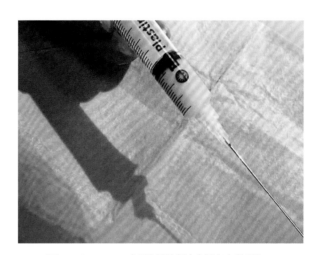

用25 G、6 cm长的锐针注射纳米脂肪。

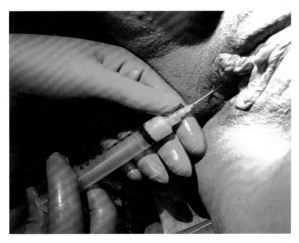

将纳米脂肪注射至阴道壁黏膜下层。

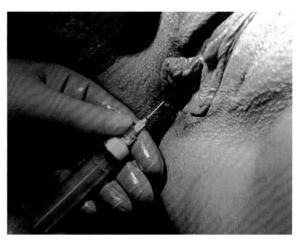

每个注射点注射1 ml纳米脂肪。

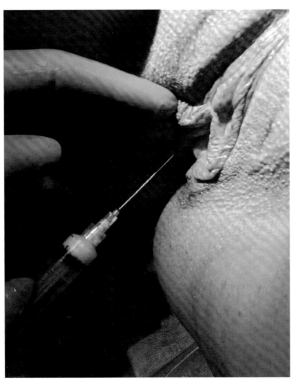

注射点的间距是1 cm。

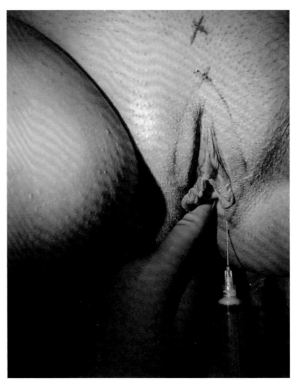

将纳米脂肪注射至阴道前壁和侧壁。

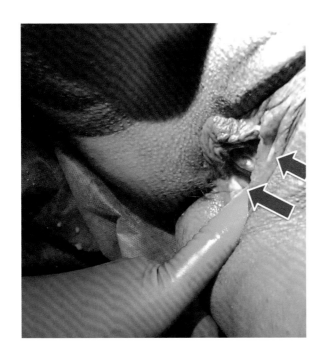

箭头示纳米脂肪被注射至黏膜下层的效果。

纳米脂肪治疗阴道萎缩的解剖演示

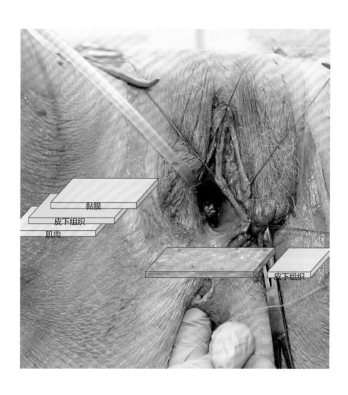

目的是从解剖学上演示将纳米脂肪注射到皮下平面（第二层次，阴道壁黏膜下层）。

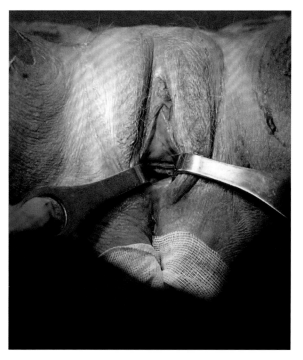

显露注射区域。

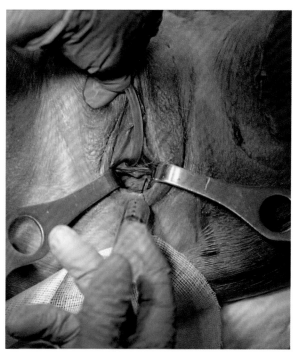

25 G、6 cm长的锐针注射加有红色色料的纳米脂肪。

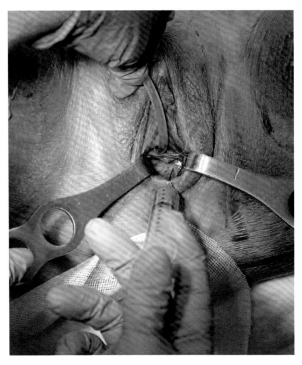

每个注射点注射1 ml纳米脂肪。

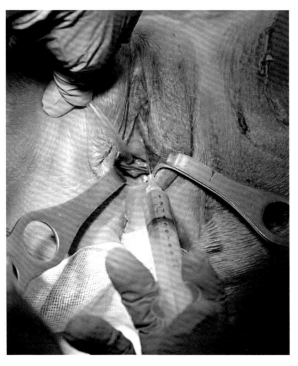

注射点的间距是1 cm。

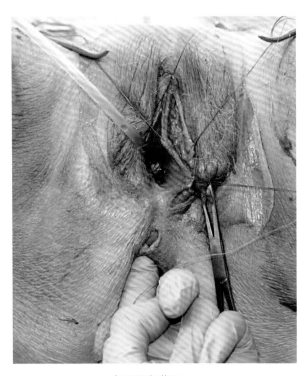

切开黏膜层。

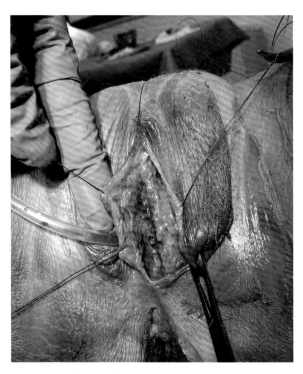

纳米脂肪（红色）位于阴道壁黏膜下层，证实肌肉层没有纳米脂肪。

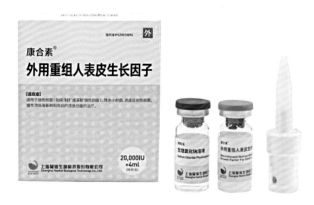

译者注

　　对于不能接受脂肪注射的患者，更简单的方法是采用注射用修饰透明质酸钠凝胶（Janlane姣兰）阴道年轻化注射技术，将非交联或者交联透明质酸钠以及分子营养素（乐诗妍）或者康合素（concentrated growth factors，CGF，浓缩生长因子）在阴道黏膜下平铺或者点状注射，即可达到饱满和长期的阴道年轻化的效果。对于普通颗粒脂肪和纳米脂肪的制备方式，不同的医生有不同的见解，包括获取脂肪时的肿胀液配比、吸脂压力、获得脂肪后的处理方式［沉淀或离心、是否清洗、是否加入富血小板血浆（platelet rich plasma，PRP）］等。不同的方式都有相同的目的，即提高脂肪的成活率、减少液化吸收率。所以，译者认为不必拘泥于某一种脂肪的处理方式，只要手术能够达到预期目的即可。

第七章

G点增大术

G点是1950年由德国妇科医生Gräfenberg描述的。Gräfenberg描述了一个直径10~20 mm的区域，位于阴道前壁尿道口上方3~4 cm处。目前只有一些病例报道和趣味观察支持G点的存在。

Gräfenberg E. The role of urethra in female orgasm. Int J Sexol, 1950, 3：145-148.

Hines TM.The G-spot：a modern gynecologic myth. Am J Obstet Gynecol，2001, 185（2）：359-362.

尽管如此，在许多女性中，这个区域高度敏感，刺激后能迅速引起性高潮。

Gravina GL，Brandetti F，Martini P，et al. Measurement of the thickness of the urethrovaginal space in women with or without vaginal orgasm. J Sex Med，2008, 5（3）：610-618.

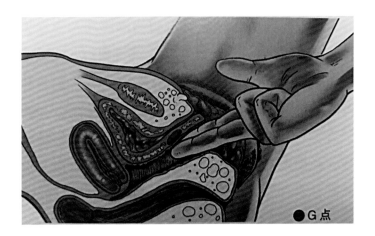

●G点

译者注

G点以最初发现它的医生Gräfenberg名字的首字母命名。关于G点的位置，从矢状位观察，其位于斯基恩氏腺后方；从截石位观察，其位于斯基恩氏腺深部、膀胱颈区的阴道前壁上。受到刺激时，其充血、膨大、敏感。在许多女性，单独刺激G点能产生性高潮。

在最近的一篇综述中，Puppo等认为G点增大是一个没有必要而且没有效果的操作。

Puppo V，Gruenwald I. Does the G-spot exist? A review of the current literature. Int Urogynecol J, 2012, 23（12）：1665-1669.

然而，G点注射已经被报道可以增加性满意度，G点增大手术和非手术治疗的需求在增加。透明质酸钠或自体脂肪是G点增大操作常用的填充物。

Gress S. Form- und funktionsverbessernde Eingriffe im weiblichen Genitalbereich. Ästhetische Chirurgie von Heimburg Lemperle，2012：25.

Herold C，Motamedi M，Hartmann U，et al. G-spot augmentation with autologous fat transplantation. J Turk Ger Gynecol Assoc，2015, 16（3）：187-188.

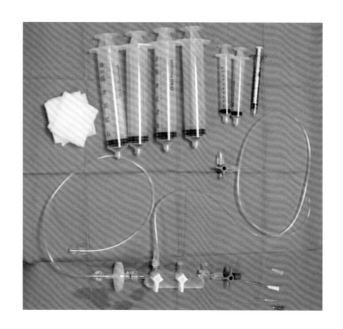

材料：4～16 ml小颗粒脂肪。

注射小颗粒脂肪需要：

- 21 G针。

- 22 G、4 cm长的钝针（**译者注** 国内用得比较多的是23 G、5 cm长的钝针）。

小颗粒脂肪获取和加工过程需要：

- 一套小颗粒脂肪获取系统，可以采用"Microfat box"（**译者注** 可将其理解为小颗粒脂肪处理装置），由一个带有清洗和过滤的闭合系统的RAMP装置构成（www.microfat.com）。

- 4个60 ml注射器、2个10 ml注射器、1个1 ml注射器。

- 30 G、16 G针。

- 1根直径2 mm、长10 cm的Goisis导管，用来获取脂肪。

- 1瓶氯己定-乙醇溶液（2%葡萄糖酸氯己定和70%异丙醇）。

- 无菌敷料或无菌巾。

- 冰袋。

- 2 cm×2 cm无菌纱布块。

- 闭塞性敷料成分组成的无菌手术单。

药物：100 ml冷生理盐水溶液、120 ml冷利多卡因溶液。

地点：小颗粒脂肪获取可在一个小型/门诊手术室完成。应备好氧气、脉搏血氧仪和急救推车/箱。

助手：在整个治疗过程的第一阶段，助手可协助将物品以无菌方式转移至操作区。当然，一名医生也能完成整个操作过程。

注射平面：皮下层（**译者注** 此处直译为"皮下层"，但理解为"黏膜下层"更为贴切）。

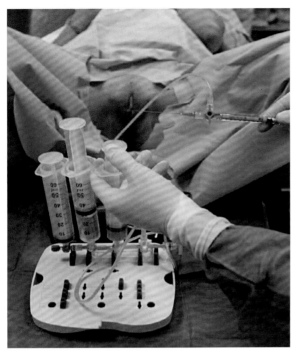

用Microfat box（www.microfat.com）获取5 ml
小颗粒脂肪，准备注射。

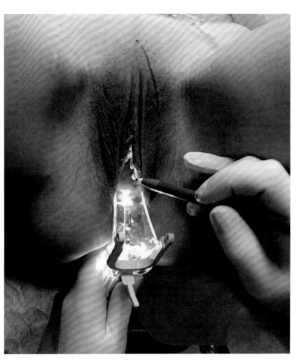

取下窥器的上叶，用下叶下压阴道后壁，G点
位于尿道口上方3~4 cm处（每个人的位置略
有差别，需要检查确定并用亚甲蓝做标记）。

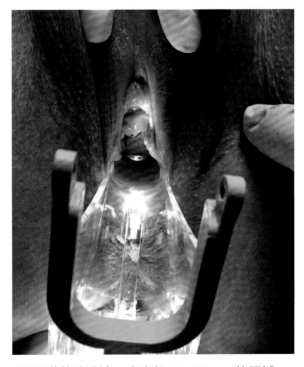

于阴道前壁设计一个直径10~20 mm的区域。

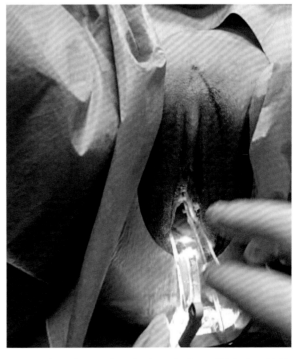

用导尿管保护尿道，有助于稳定阴道前壁，并使
注射操作更容易。

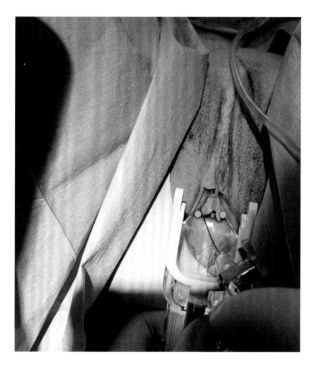

G点增大术的麻醉方法：黏膜下层分两次注射
1 ml利多卡因溶液，注射点位于尿道后方3 cm，
中线（蓝线）侧方3 cm，左侧和右侧各一点（绿
色圆圈）。也可以使用阴部神经阻滞麻醉。

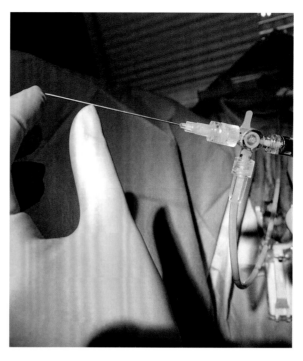

G点注射可采用21 G、6 cm长的锐针。

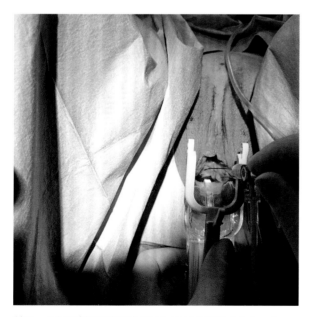

将1 ml小颗粒脂肪注射至中线处尿道后方3~4 cm
的黏膜下层。

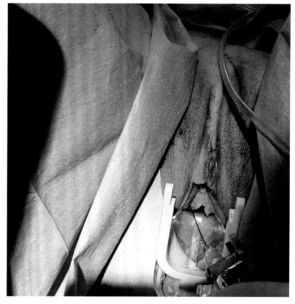

针头往后移1 cm，然后在黏膜下层再次注射1 ml
小颗粒脂肪，继续在向前1 cm、左侧1 cm和右
侧1 cm处的皮下层分别注射1 ml，总共注射5 ml
（**译者注** Janlane娇兰注射用修饰透明质酸钠凝胶注
射方法类同）。

小颗粒脂肪填充G点的解剖演示

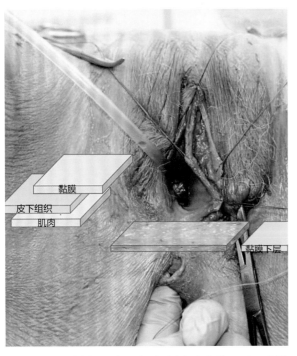

目的是从解剖学上演示脂肪注射到黏膜下平面（第二层次，黏膜下层）。

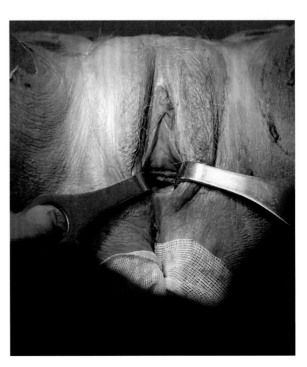

显露注射区域。

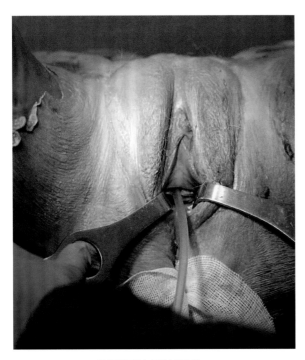

用导尿管保护尿道。

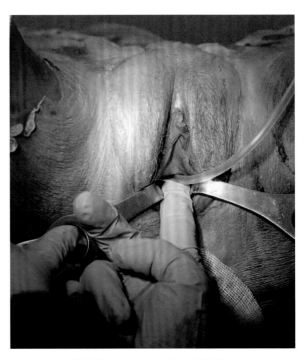

在尿道后方3~4 cm处触摸到G点。

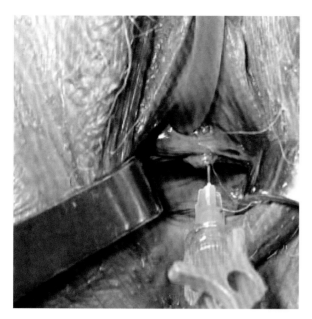

注射加有绿色色料的小颗粒脂肪。

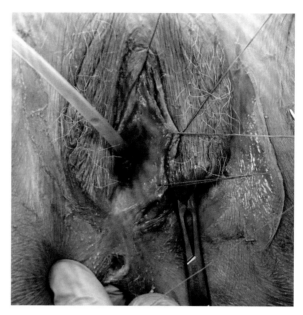

切开注射区域。

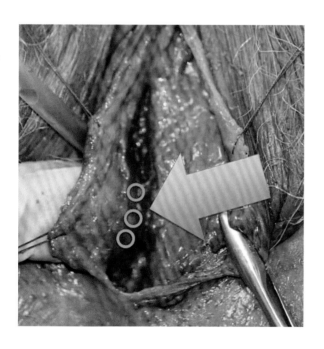

小颗粒脂肪位于黏膜下层、尿道后方3～4 cm处（绿色圆圈）。

并发症：可能的并发症包括性交困难、感染或瘢痕形成。

Herold C，Motamedi M，Hartmann U，et al. G-spot augmentation with autologous fat transplantation. J Turk Ger Gynecol Assoc，2015，16（3）：187-188.

Committee on Gynecologic Practice，American College of Obstetricians and Gynecologists. ACOG Committee Opinion No.378：Vaginal "rejuvenation" and cosmetic vaginal procedures. Obstet Gynecol，2007，110（3）：737-738.

第八章

小颗粒脂肪注射治疗
女性压力性尿失禁

在欧洲，尿失禁是一个常见的问题，18岁以上的女性中大约35%罹患该病。

Hunskaar S，Lose G，Sykes D，et al. The prevalence of urinary incontinence in women in four European countries. BJU Int，2004，93（3）：324-330.

女性尿道是一个3~4 cm的管状结构，起自膀胱颈，止于阴道前庭。女性尿道由4种不同的组织层构成：

紫色：代表内层的黏膜，能保持尿道上皮湿润。

黄色：代表疏松的黏膜下层，能产生黏液，在黏膜密封机制中起重要作用。

红色：代表平滑肌层，有助于维持静息时尿道的关闭机制。

绿色：代表外层的浆膜层，能增加由肌肉层产生的闭合压。

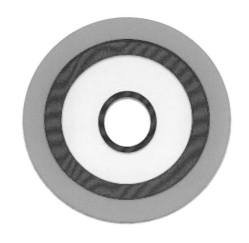

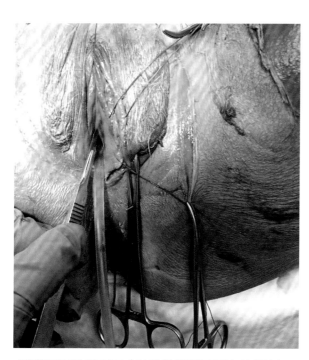

尿道周围黏膜下层（疏松的黏膜下层）的解剖。

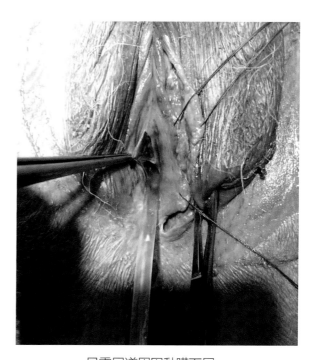

显露尿道周围黏膜下层。

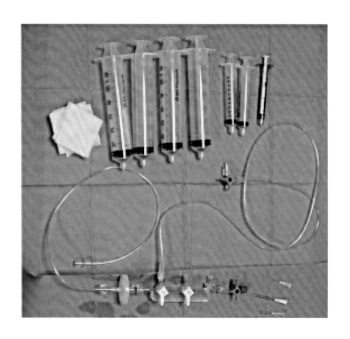

材料：4~16 ml小颗粒脂肪。

注射纳米脂肪需要：25 G、6 cm长的锐针。

小颗粒脂肪获取和加工过程需要：

- 一套小颗粒脂肪获取系统，可以采用"Microfat box"（**译者注**可将其理解为小颗粒脂肪处理装置），由一个带有清洗和过滤的RAMP装置构成（www.microfat.com）。

- 4个60 ml注射器、2个10 ml注射器、1个1 ml注射器。

- 30 G、16 G针。

- 1根直径2 mm、长10 cm的Goisis导管，用来获取脂肪。

- 1袋氯己定-乙醇溶液（2%葡萄糖酸氯己定和70%异丙醇）。

- 无菌敷料或无菌巾。

- 冰袋。

- 2 cm×2 cm无菌纱布块。

- 闭塞性敷料成分组成的无菌手术单。

药物：100 ml冷生理盐水溶液、120 ml冷利多卡因溶液。

地点：小颗粒脂肪获取可在一个小型/门诊手术室完成。应备好氧气、脉搏血氧仪和急救推车/箱。

助手：在整个治疗过程的第一阶段，助手可协助将物品以无菌方式转移至操作区。当然，一名医生也能完成整个操作过程。

纳米脂肪处理需要：Goisis纳米脂肪工具箱。

注射平面：黏膜下层。

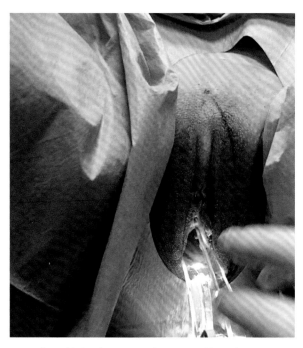

取下窥器的上叶，用下叶下压阴道后壁，用导尿管保护尿道，有助于稳定阴道前壁，并使注射操作更容易。

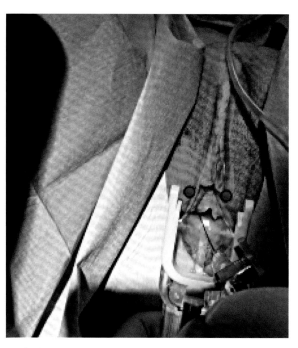

尿失禁治疗的麻醉方法：黏膜下层分两次注射1 ml配制好的肿胀麻醉液，注射点位于尿道和中线旁3 cm，左、右侧各一点（蓝色圆圈）。可加做阴部神经阻滞麻醉。

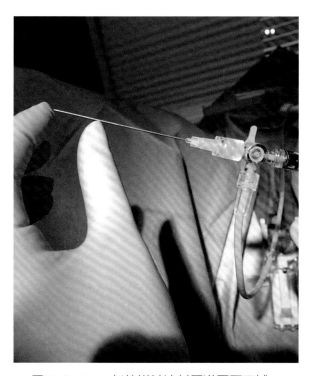

用21 G、6 cm长的锐针注射尿道周围区域。

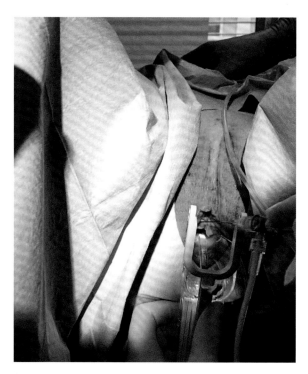

将0.3 ml小颗粒脂肪精准注射于尿道旁1 cm处的黏膜下层。

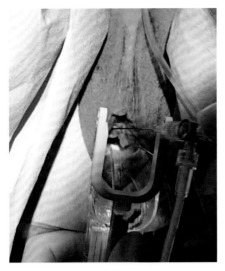

在9点钟方向，距离尿道1 cm处插入针头。

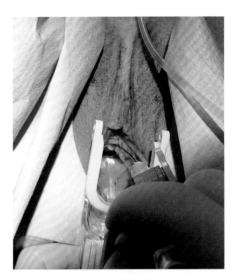

于3点钟方向进行第二次注射，注射量为0.3 ml。

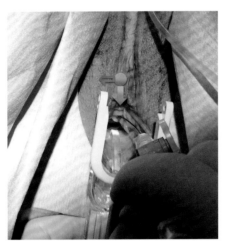

于6点钟方向进行第三次注射，注射量为0.3 ml。

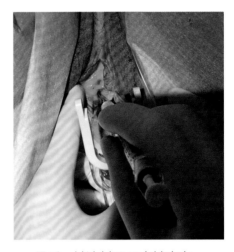

最后一针注射于12点钟方向。

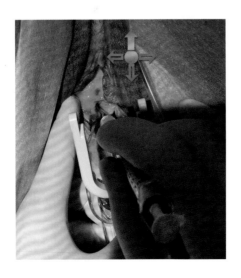

即围绕尿道在3点、6点、9点和12点钟位置分别注射0.3 ml小颗粒脂肪。

译者注 同样方法可使用Janlane娇兰注射用修饰透明质酸钠凝胶，因为使用量少，抽脂做操作性不强。

小颗粒脂肪注射治疗女性压力性尿失禁的解剖演示

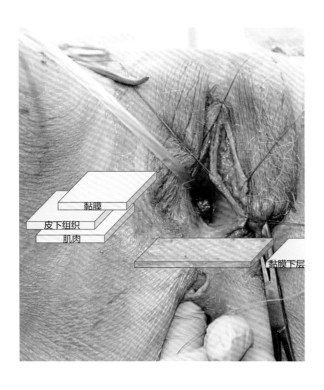

用小颗粒脂肪填充尿道周围区域。目的是从解剖学上演示小颗粒脂肪注射至黏膜下层平面（第二层次，皮下层）。

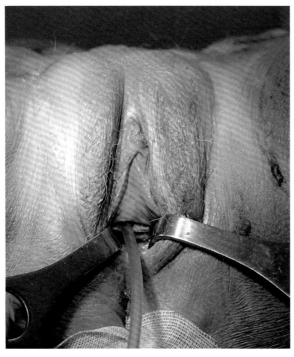

用导尿管保护尿道，有助于稳定阴道前壁，并使注射操作更容易。

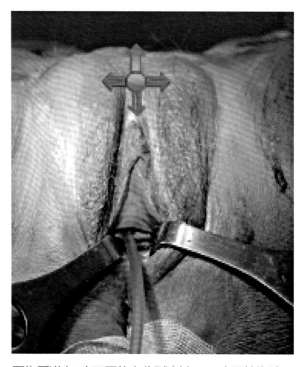

围绕尿道在4个不同位点分别注射0.3 ml小颗粒脂肪。

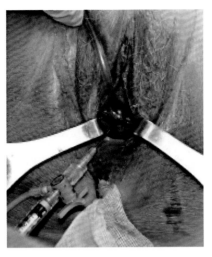

0.3 ml加有绿色色料的小颗粒脂肪
注射于尿道6点钟方向。

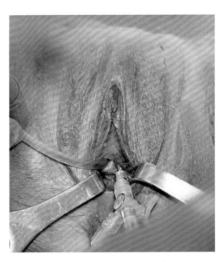

注射于尿道12点钟方向。

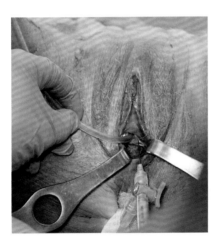

注射于尿道3点钟方向。

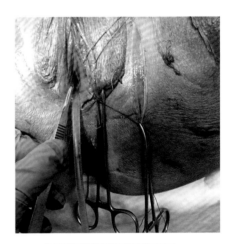

切开尿道周围黏膜下层。

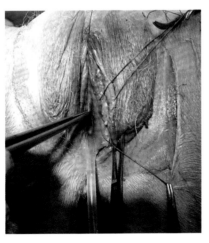

显露黏膜下层。

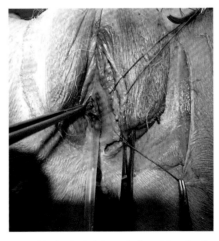

小颗粒脂肪注射于黏膜下层，紧邻
尿道。

译者注

关于压力性尿失禁发生的解剖学机制，首先要明确几个基本概念。

•盆膈：也称为盆底，分为前后两部分。位于前方的是肛提肌，此部分面积较大，在盆膈中的作用更为重要。肛提肌较厚的中间部分是耻尾肌，其起源于耻骨体背部和两侧肛提肌腱弓的前部，几乎水平地向后走行至直肠后面，内侧缘构成泌尿生殖裂隙的边界（泌尿生殖裂隙内有尿道、阴道通过），然后插入肛尾缝的中缝，称为提肌板（levator plate），提肌板走行于直肠后方至尾骨。位于后方的是尾骨肌。

•肛提肌腱弓（arcus tendineus musculi levatoris ani，ATLA）或盆筋膜腱弓（arcus tendineus fascia pelvis，ATFP）：或称为白线，是阴道旁缺陷修复的解剖学标志，位于骨盆两侧。其自耻骨联合向后附着至坐骨棘后侧，由闭孔内肌的骨盆内筋膜增厚形成。阴道及其周围的结缔组织附着在这一致密的纤维结构上，在尿道和膀胱颈下方形成一个能够支撑尿道的环形结构。

•会阴膜：会阴体将骨盆出口分为前、后骨盆出口。会阴膜位于前骨盆出口并将其覆盖。会阴膜前方位于双侧耻骨支下方，后方位于会阴体，成分为致密的结缔组织。会阴膜位于盆膈即盆底肌浅层。会阴膜与泌尿生殖裂隙呈相互贯穿的关系，参与并维持阴道、尿道的结构稳定。有两套系统帮助维持尿道位置的稳定。第一套系统：①会阴膜以及会阴膜与耻骨之间的附着；②尿道前沟与ATFP之间的连接组织。此系统相当于前后+左右方向的共同稳定。第二套系统：会阴膜附着在尿道周围横纹肌上，起到排尿控制和结构支撑作用。

•排尿、排便机制：①盆底肌结构中的耻尾肌收缩，使膀胱颈部上升，逼尿肌和尿道肌松弛，尿道变长，最后内部尿道孔变窄、闭合，停止排尿。②会阴膜附着在尿道周围横纹肌上有助于排尿控制，同时为远端尿道提供结构性支撑。当女性通过自主收缩骨盆来停止其尿流时，尿道进入会阴膜的时间点亦是尿流停止以及尿道压力达到最高点的时间点。

•排尿机制的"吊床假说"：阴道前壁和结缔组织组成吊床形结构，结缔组织包括肛提肌的耻骨阴道部、子宫骶主韧带复合体、ATFP、耻骨尿道韧带结构。结缔组织将尿道和膀胱附着于耻骨。腹内压突然增加时，这些结构挤压尿道形成有力支撑，即阻止了尿液流出。

综上所述，当出现压力性尿失禁时，一定要从多个角度考虑尿道支撑结构的异常，而非从单一角度考量、诊断及治疗。

第九章

PRP和透明质酸钠注射治疗外阴硬化性苔藓

　　外阴硬化性苔藓（vulvar lichen sclerosus，VLS）是女性的一种常见慢性炎症性疾病，可引起如性交困难、难治性瘙痒、疼痛等明显不适症状，以及小阴唇萎缩、阴道口狭窄等外阴病态。

Powell JJ, Wojnarowska F. Lichen sclerosus. Lancet，1999，353（9166）：1777-1783.

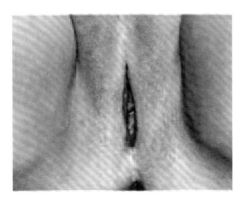

患者，47岁，外阴硬化性苔藓。

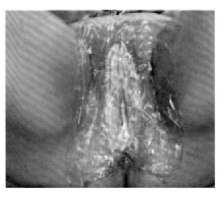

外阴涂抹5% EMLA乳膏（利多卡因），用薄膜密封，剂量为2 g/10 cm²，外敷时间共60 min（**译者注** 一般40 min 即可）。

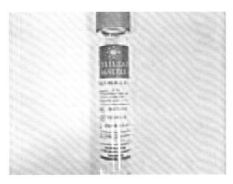

细胞基质（Regen BCT-HA）试管中除了含有触变性细胞分离胶外，还含有2%的非交联天然发酵透明质酸钠（可用水薇光1500 kDa）。

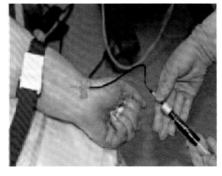

通过蝴蝶采血针抽取4 ml静脉血至真空采血管。

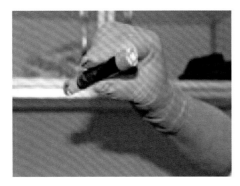

横向翻转采血管3次，使血液与抗凝剂混合。

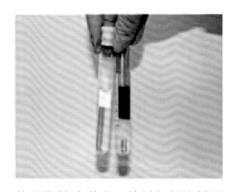

将平衡管注满水，使其与细胞基质（Regen BCT-HA）试管的高度相同。

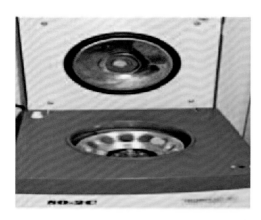

将两根试管置于Regen Lab Centrillab 80-2离心机正面相对的凹槽中。

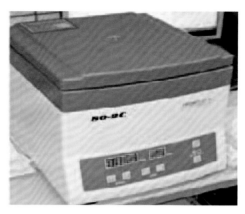

以1500 G离心力（该型号为3100 rpm）离心5 min。

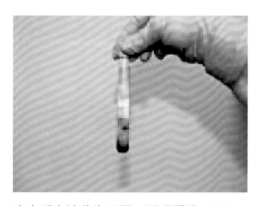

离心后血液分为四层：透明质酸、PRP、分离胶、红细胞。

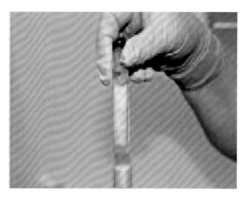

倒转20次，使透明质酸和A-PRP混合，其中包含活性血小板。分离胶可将红细胞安全地阻隔在底部。

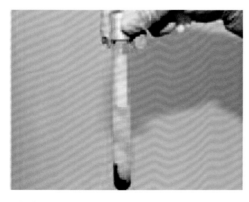

血小板重新悬浮和匀浆后的细胞基质。

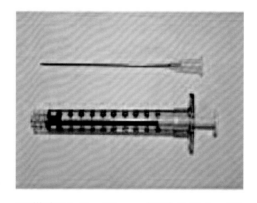

用带有20 G、70 mm长针头的1 ml鲁尔接头注射器从试管里抽取A-PRP和透明质酸（**译者注** 可选用水薇光低黏度透明质酸钠）。

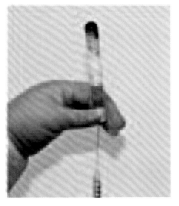

从试管里抽取A-PRP和透明质酸时，针头不要接触到分离胶。

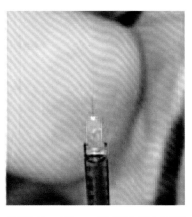

用33 G、12 mm锐针注射A-PRP和透明质酸。

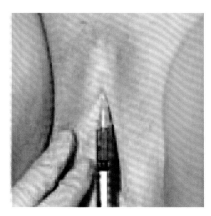

采用矢量和团注技术连续注射A-PRP和透明质酸。

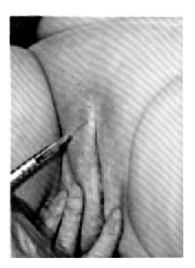

采用团注技术注射A-PRP和透明质酸。

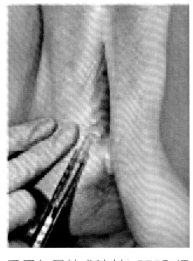

采用矢量技术注射A-PRP和透明质酸。

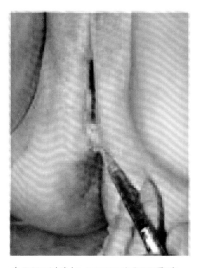

会阴区注射A-PRP和透明质酸。

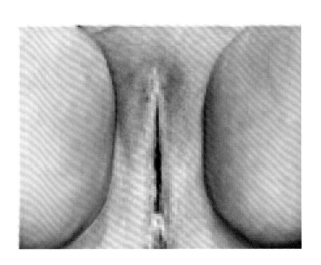

外阴和会阴区域注射A-PRP和透明质酸后即刻外观。

第十章

透明质酸钠注射填充大阴唇

操作时间：5～10 min。

材料：2 ml中等密度透明质酸钠，22 G、6 cm长的钝针，2%利多卡因局部麻醉剂，绷带和消毒剂。

译者注

　　关于注射材料，国内多使用HYALUMATRIX海魅、Janlane姣兰，使用量可根据患者的不同情况进行具体判断并使用。

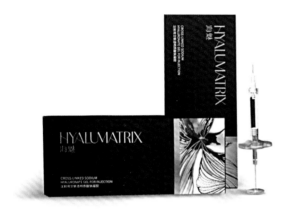

国内常用的HYALUMATRIX海魅

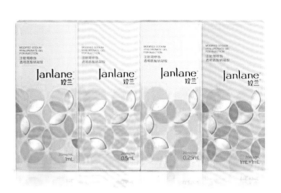

国内常用的Janlane姣兰

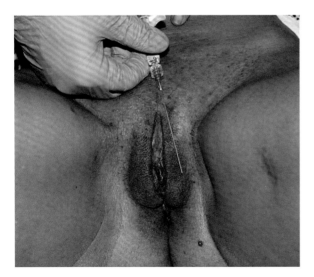

使用一个22 G、7 cm长的钝针。

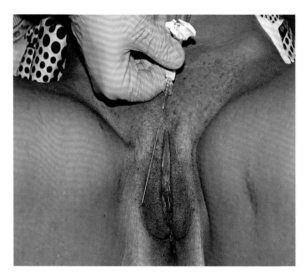

演示钝针的注射方向。

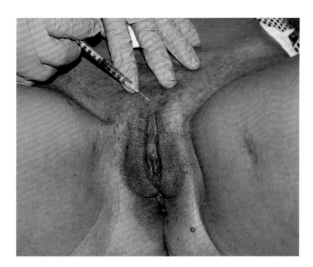

在入针点注射0.2 ml局麻药。

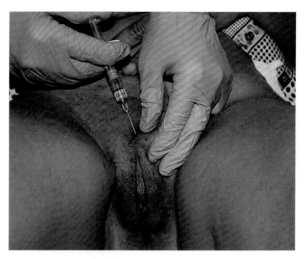

以90°角插入22 G钝针，然后平行入针至皮下脂肪层。

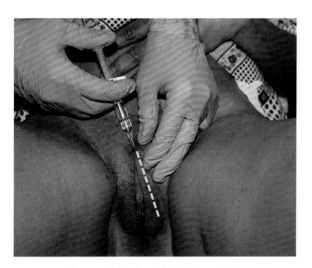

图中所示黄线演示钝针的插入方向。

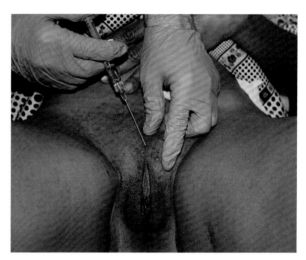

将1.5 ml透明质酸钠注射到皮下脂肪层。

<u>**译者注**</u>

　　根据外阴萎缩程度可注射不同剂量。译者在临床操作中最大剂量填充到每侧20 ml。根据注射透明质酸钠的材质不同，层次有所区别，比如HYALUMATRIX海魅要注射在深层脂肪垫，Janlane姣兰则注射在皮下脂肪层。前者可以维持2年以上的时间，而后者则可以维持6~9个月，因为注射量和年龄的不同，个体之间存在一定的差异。

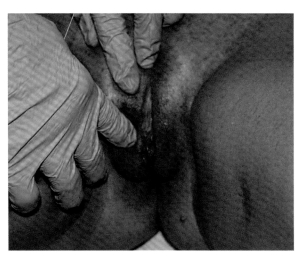

注射之后塑形和均匀按摩。

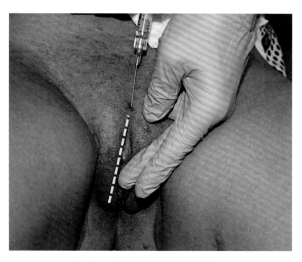

在另一侧进行相同的操作。

透明质酸钠填充外阴区域的解剖演示

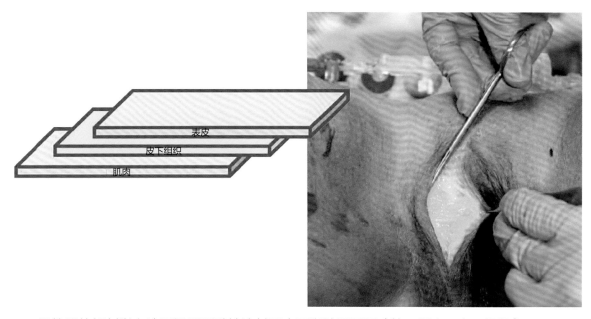

目的是从解剖学上演示透明质酸钠注射至皮下脂肪层平面（第三层次，皮下组织）。

第十一章

小颗粒脂肪注射阴道成形术

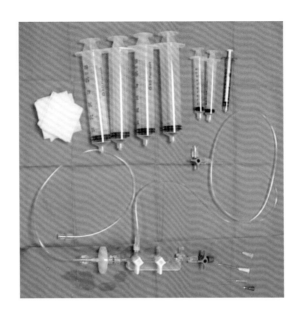

　　整个操作过程在局部麻醉下进行。患者取妇科体位。脂肪通过Goisis装置获取。

材料： 4～16 ml小颗粒脂肪。

注射小颗粒脂肪需要： 21 G针，22 G、4 cm钝针。

小颗粒脂肪获取和加工过程需要：

- 一套小颗粒脂肪获取系统，可以采用"Microfat box"（**译者注** 可将其理解为小颗粒脂肪处理装置），
  由一个带有清洗和过滤的RAMP装置构成（www.microfat.com）。
- 4个60 ml注射器、2个10 ml注射器、1个1 ml注射器。
- 30 G、16 G针。
- 1根直径2 mm、长10 cm的Gosisi导管，用来获取脂肪。
- 1瓶氯己定-乙醇溶液（2%葡萄糖酸氯己定和70%异丙醇）。
- 无菌敷料或无菌巾。
- 冰袋。
- 2 cm×2 cm无菌纱布块。
- 闭塞性敷料成分组成的无菌手术单。

药物： 100 ml冷生理盐水溶液、120 ml冷利多卡因溶液。

地点： 小颗粒脂肪获取可在一个小型/门诊手术室完成。应备好氧气、脉搏血氧仪和急救推车/箱。

助手： 在整个治疗过程的第一阶段，助手可协助将物品以无菌方式转移至操作区。当然，一名医生也
能完成整个操作过程。

注射平面： 黏膜下层。

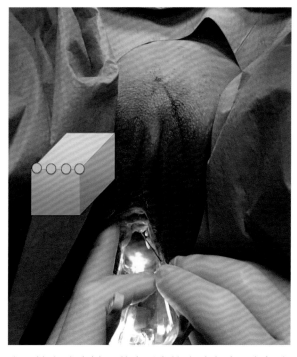

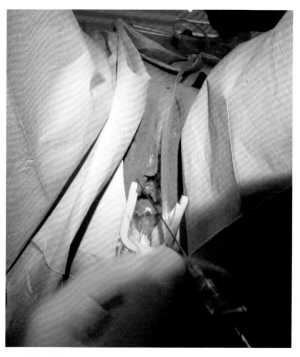

小颗粒脂肪注射阴道成形术的麻醉方法：在每个入针点注射0.5 ml 利多卡因溶液。用21 G锐针破皮，制作4个入针点。

可选择使用一个22 G、6 cm长的钝针平行插入这些入针点（层次在黏膜下）。

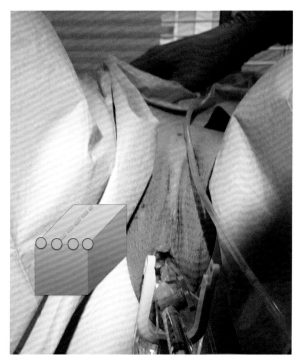

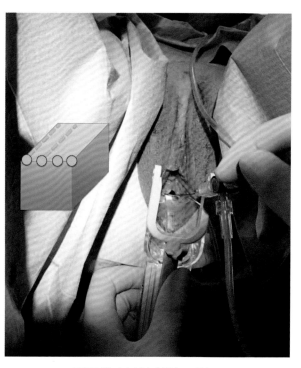

小颗粒脂肪注射在阴道前壁的黏膜下层，在4个入针点边退针、边注射4列小颗粒脂肪。

用同样方法注射第二列。

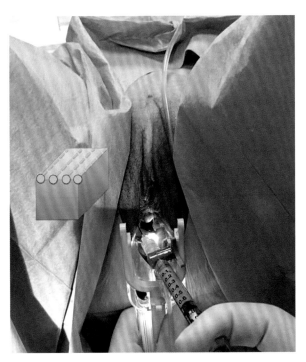

每列注射2 ml小颗粒脂肪，总共8 ml用于填充阴道前壁。

译者注

初学者在阴道前壁注射时最好要插入尿管保护尿道，同时进针角度要平行，勿超过30°，以免针头穿透到尿道引起阴道尿道瘘。同理，该方法也可用于注射透明质酸钠如国内比较常用的Janlane姣兰注射用修饰透明质酸钠凝胶。对于全身大面积吸脂填充的受术者，私密部位可以一起填充。但是单独填充私密区域并因此吸脂的受术者并不多，所以国内常采用透明质酸钠注射填充代替小颗粒脂肪填充更多，在整个治疗过程中也要注意回抽和退针给药。

小颗粒脂肪注射阴道成形术的解剖演示

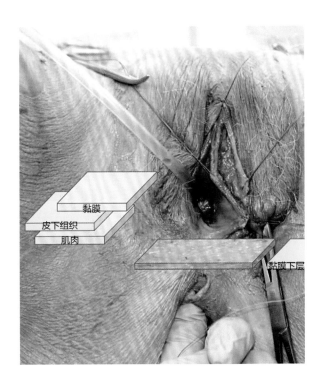

目的是从解剖学上演示脂肪注射至皮下脂肪平面（皮下组织）。

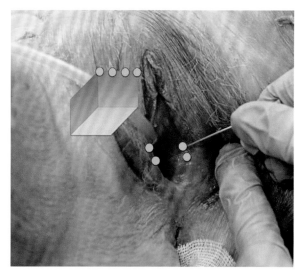

用21 G锐针破皮，制作4个入针点（绿色圆点）。

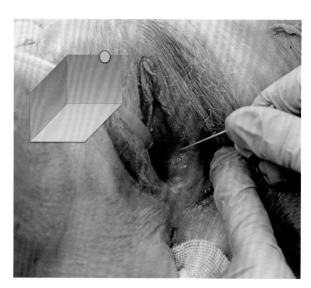

制作第一个入针点。

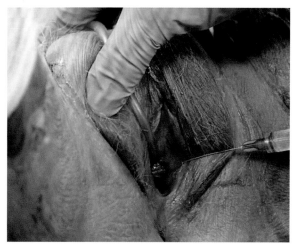

22 G钝针插入阴道前壁的黏膜下层。

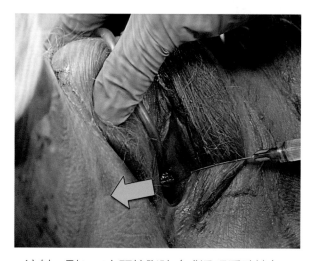

注射一列2 ml小颗粒脂肪（或透明质酸钠）。

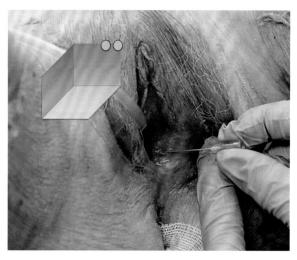

同样方式制作第二个入针点。

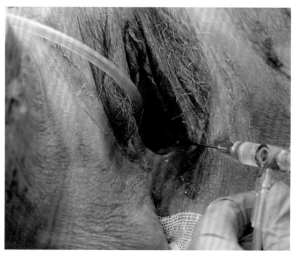

注射小颗粒脂肪。

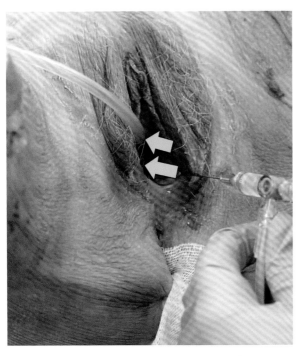

箭头指示两列平行的小颗粒脂肪注射。

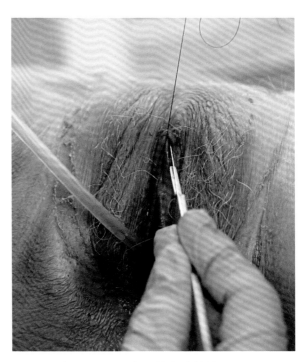

切开以显示小颗粒脂肪的位置。

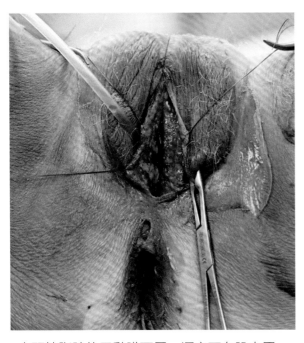

小颗粒脂肪位于黏膜下层，证实不在肌肉层。

并发症：可能的并发症有性交困难、感染或者瘢痕形成。

译者注

　　在进行脂肪填充手术时常涉及患者相对适应证、禁忌证、供脂区选择、脂肪处理等一系列问题，前文已有提及，在此不再赘述。另外，由于阴道的两侧壁血运丰富，在填充过程中发生栓塞的可能性较大，故阴道的黏膜下层填充一般选择在阴道前、后壁位置较多。但无论在哪一个位置进行填充，都切忌暴力操作，以免出现脂肪栓塞情况而危及生命。

参考文献

Committee on Gynecologic Practice，American College of Obstetricians and Gynecologists. ACOG Committee Opinion No. 378：Vaginal "rejuvenation" and cosmetic vaginal procedures. Obstet Gynecol 2007，110（3）：737-738.

第十二章

CO$_2$点阵激光在围绝经期泌尿生殖系统综合征治疗中的应用

CO_2点阵激光对于皮肤再生是一种较成熟的治疗方法。这种治疗是基于点阵光热分解作用原理。它可形成微小的热损伤，在皮肤的特定深度造成均匀的热损伤。

有许多科学证据表明当CO_2点阵激光与PRP联合应用时，治疗区域与CO_2点阵激光相关的不良反应（如红、肿、痛）恢复更快，治疗效果也更好。建议局部涂抹PRP与CO_2点阵激光联合使用，可显著延长CO_2点阵激光的使用时间间隔。

B. Kar, C.Raj. Fractional CO₂ laser vs fractional CO₂ with topical platelet-rich plasma in the treatment of acne scars: a split-face comparison trial. J Cutan Aesthet Surg, 2017, 10（3）: 136–144.

Gawdat HI, Hegazy RA, Fawzy MM, et al. Autologous platelet rich plasma: topical versus intradermal after fractional ablative carbon dioxide laser treatment of atrophic acne scars. Dermatol Surg, 2014, 40（2）: 152–161.

围绝经期泌尿生殖系统综合征

大约50%的绝经后妇女患有围绝经期泌尿生殖系统综合征（genitourinary syndrome of menopause，GSM），主要症状为阴道上皮变苍白、容易发生感染、干燥、灼烧感、性交困难、压力性尿失禁（stress urinary incontinence，SUI）等。

阴道健康指数

分数	总体弹性	分泌物类型及稠度	pH	上皮黏膜	湿度
1	没有	没有	6.1	接触前可见淤点	没有，黏膜发红
2	很差	很少，淡黄色	5.6～6.0	轻接触后出血	没有，黏膜不发红
3	一般	少量，浅白色	5.1～5.5	摩擦后出血	极低
4	良好	中等，浅白色	4.7～5.0	不脆弱，黏膜薄	中等
5	非常好	正常（白色絮状）	≤4.6	正常黏膜	正常

Vaginal health index for evaluation of Genitourinary syndrome of menopause（GSM）Bachmann G. Urogenital ageing: an old problem newly recognized. Maturitas.1995，Sup-pl.1: S1–5.

CO₂激光诱导阴道黏膜再生治疗

- 最小体表面积的消融作用
- 深层次的热效应

　　CO₂激光激活成纤维细胞产生细胞外基质（蛋白多糖和糖胺聚糖），并刺激血管再生。CO₂激光器的工作原理是基于10 600 nm波长的激光与水的相互作用。这种相互作用引起受照射组织的消融，并且其产生的热效应刺激了胶原蛋白的再生。

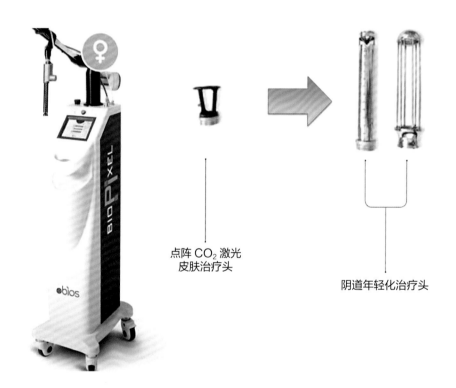

点阵 CO₂ 激光
皮肤治疗头

阴道年轻化治疗头

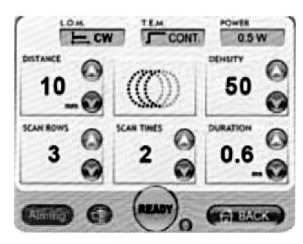

妇科治疗模式界面

阴道治疗模式设置：预设扫描参数有助于操作者均匀快速地治疗阴道区域。

妇科操作系统：

Bios Laser激光厂家的Biopixel机器（Bios，意大利）标准参数如下（**译者注** 国内设备名称为维纳斯之吻）：

距离0.5 mm

扫描行数 3

扫描次数1

密度20

持续时间0.4 s

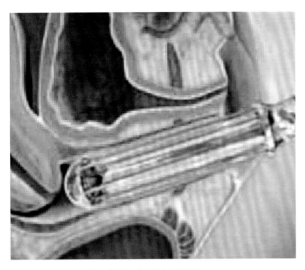

操作部分放入阴道。

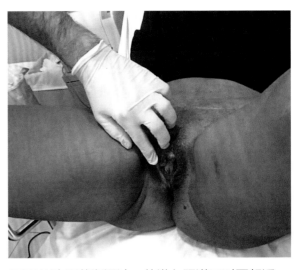

可用几滴无菌润滑油，使进入阴道口时更舒适。

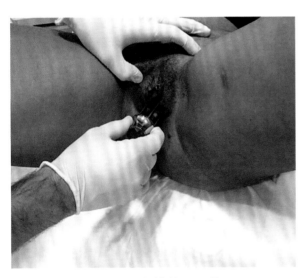

将一次性玻璃套筒放入阴道口。

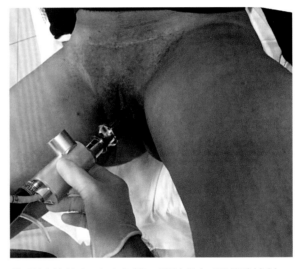

将手持件放入玻璃套筒。手持件与阴道壁接触，脉冲应用在每个1 cm标记处，然后退回，直到达到一个4～5 cm的深度。

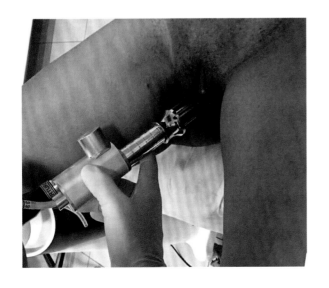

手持件退回1 cm直到每个深度施加4～8个脉冲。无须旋转手持件。

治疗后建议： 治疗后至少7天内避免性生活和使用卫生棉条。

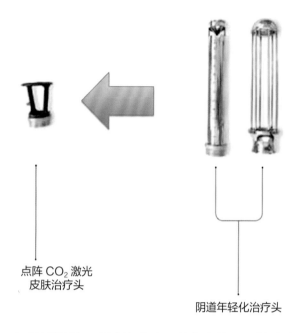

点阵 CO₂ 激光
皮肤治疗头

阴道年轻化治疗头

妇科用附件：皮肤治疗头可以作为外阴区域治疗的第二选择。

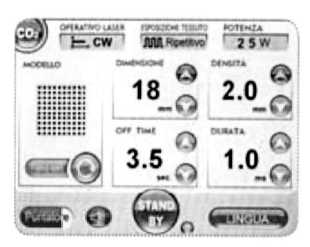

点阵模式设置：集成的分式扫描显示控制器可以很好地调节各项功能和各照射点之间的距离，许多预设的扫描形状有助于操作者针对不同区域进行均匀快速地治疗。

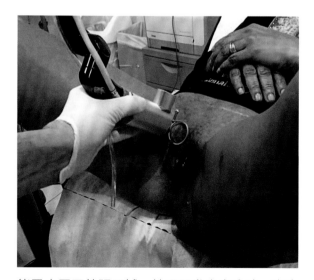

能量应用于外阴区域，处理器发出光脉冲，产生许多均匀的创伤坏死微点，以达到精细和无创的治疗。有限的热损伤减少了患者的痛苦和治疗时间。

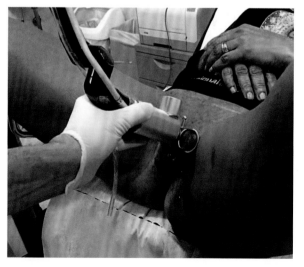

在40 mJ的能量水平和3%～4%的点阵密度下进行单次扫描，无重叠。这种点阵光热分解作用产生微小的热创伤，以达到均匀的热损伤。

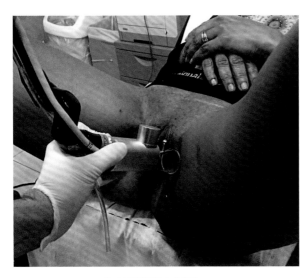

在外阴区域应用。

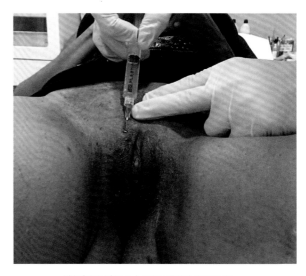

激光治疗后立即局部应用PRP。

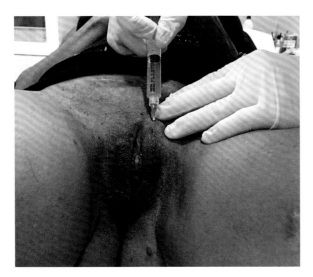

保持仰卧位，直至PRP涂抹部位干燥。

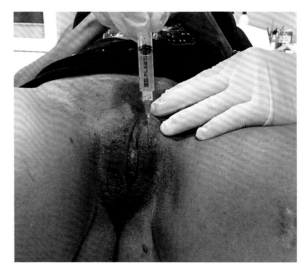

局部应用PRP。

译者注

　　关于私密光电类治疗，作为对消费者的负责，译者需要提示一下：2018年7月30日，美国食品药品监督管理局（FDA）发文警告称不可使用以能量为基础的设备进行阴道年轻化及阴道美容等相关治疗，该方法可能导致阴道烧伤、瘢痕以及长期疼痛。译者将全文进行了翻译，供大家参考，以提示从业者注意在能量选择时更温和，并谨慎进行光电私密操作。

（部分译文如下）

警告人群：

考虑任何阴道"年轻化"或美容阴道手术，希望治疗围绝经期、尿失禁或性功能有关症状的患者；
使用能量装置进行阴道手术的卫生保健提供者。

专业：

初级保健、妇产科、整形外科、普通外科。

设备：

基于能量的装置：通常是射频或激光，已接受FDA批准的一般妇科工具指征（包括破坏宫颈癌前病变或阴道组织以及去除生殖器疣）。

目的：

提醒患者和医生在使用基于能量的装置进行阴道"年轻化"、美容阴道手术或非手术来治疗与围绝经期、尿失禁或性功能有关的症状时，可能会产生严重的不良反应。基于能量的装置用于治疗这些疾病的安全性和有效性尚不明确。

问题和范围概述：

我们知道，某些设备制造商可能正在销售他们基于能量的医疗设备用于阴道"年轻化"和（或）美容阴道手术。基于能量的医疗设备执行这些操作的安全性和有效性尚不明确。

阴道"年轻化"是一个不明确的术语，然而，它有时被用来描述非手术治疗阴道症状，包括但不限于：阴道松弛，阴道萎缩、干燥或瘙痒，性交疼痛，排尿痛，性感觉减弱。

迄今为止，我们尚未明确或批准销售任何基于能量的装置来治疗这些症状或病症，或任何与围绝经期、尿失禁或性功能有关的症状。通过对阴道应用能量疗法治疗这些症状或病症可能导致严重的并发症，包括阴道灼伤、瘢痕、性交期间的疼痛和复发/慢性疼痛。

对患者的建议：

- 请注意，基于能量的装置施行阴道"年轻化"或美容阴道手术的安全性和有效性尚不明确。
- 了解FDA尚未明确或批准任何基于能量的医疗装置用于阴道"年轻化"或阴道美容手术，或用于治疗与围绝经期、尿失禁或性功能有关的阴道症状。
- 与您的治疗医生讨论所有可用的治疗方案的益处和风险。
- 如果您已经接受了阴道"年轻化"治疗，并出现了并发症，建议您通过MeDeWAT、FDA安全信息和不良事件报告程序提交报告。

对医生的建议：

- 请注意，基于能量的装置施行阴道"年轻化"或美容阴道手术的安全性和有效性尚不明确。
- 了解FDA尚未明确或批准任何基于能量的医疗装置用于阴道"年轻化"或阴道美容手术，或用于治疗与围绝经期、尿失禁或性功能有关的阴道症状。
- 讨论所有可用的治疗选择以及对阴道症状患者的利弊。
- 如果任何患者在使用了基于能量的装置进行阴道"年轻化"、美容阴道手术或治疗围绝经期、性功能障碍或尿失禁等泌尿生殖系统症状后出现不良反应，请通过MeDeWAT、FDA安全信息和不良事件报告程序提交报告。

FDA活动：

我们知道，某些设备制造商可能不适当地销售他们以能量为基础的设备，上面提到的用途是超出其明确或批准的预期用途。我们已经联系这些制造商分享我们的关注，并将监测他们对产品使用的索赔。此外，我们将继续监测与这一问题相关的不良事件报告，如果有新的重要信息，我们也将告知公众。

向FDA报告问题：

及时报告不良事件有助于FDA识别和更好地了解与阴道"年轻化"相关的风险。如果您遇到与这些治疗相关的不良事件，我们鼓励您通过MeDeWAT、FDA安全信息和不良事件报告程序提交一份自愿报告。

FDA已经批准了这类设备（一般指激光或射频设备）可用于特定的妇科用途，包括破坏宫颈癌前病变或阴道组织以去除生殖器疣，但并未认证该类设备可治疗围绝经期、尿失禁或性功能有关的症状。有7家设备厂商收到FDA相关警告信件，并被要求在30天内做出回应。若FDA的担忧得不到解决，则将考虑采取可能的执法行动。

在7家被美国FDA警告的激光和射频设备公司中，有两家公司不在名单之列，一家是2003年进入中国市场的德国Fotona公司（国内叫欧洲之星）的蕊媤铒激光，另一家则是来自于美国Viveve公司（由上海倍睿公司中国区总代理）的设备Viveve（蜜泌）。如下文所示：

Fotona蕊媤Er：YAG激光

Fotona蕊媤是一种Er：YAG激光，该治疗系统采用了在电磁光谱中不可见的中红外光范围内的脉冲固态激光（2940 nm Er：YAG激光）作为工作光源，以及在可见光范围内工作的650 nm半导体激光作为瞄准光。2940 nm Er：YAG激光处于水的吸收峰值。蕊媤无创私密激光的Smooth无创模式是一种特殊的脉冲输出方式：序列脉冲技术（6个子脉冲）。Smooth无创模式脉冲串持续时间为250 ms，子脉冲脉宽和子脉冲延迟时间经过精密计算，精准控制加热的温度。Er：YAG激光Smooth无创模式对阴道黏膜可控的深度进行加热，刺激胶原蛋白收紧并重组，从而使阴道收紧。

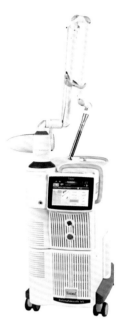

Fotona 蕊媤

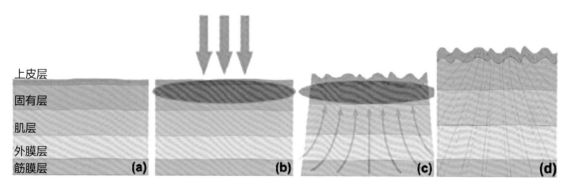

非剥脱Smooth铒激光对阴道黏膜的作用机制示意图

阴道黏膜由上皮层、固有层、肌层、外膜层和筋膜层组成。通过Er：YAG激光特有的序列脉冲技术Smooth无创模式对上皮层和固有层的胶原进行加热；黏膜表面温度升高到65 ℃，使阴道壁上层即刻收缩，且对下层的深层结构产生机械性牵拉，带动深层组织一起收紧。在治疗后6个月，由于新生胶原的合成使阴道壁产生明显的增厚。

R11——外阴嫩红

PS03——阴道口收紧

90——压力性尿失禁

360——阴道收紧

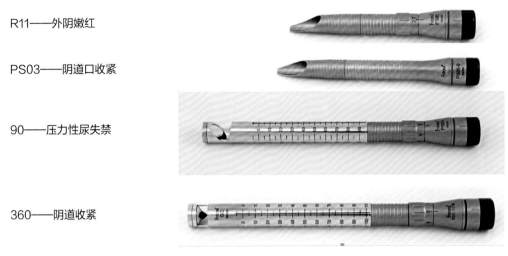

治疗所用手具及治疗头

1. 阴道收紧治疗

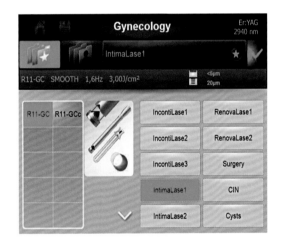

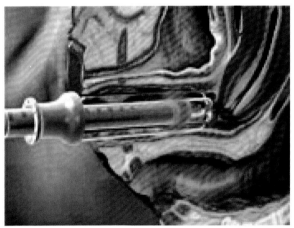

治疗参数：R11连接GC 360°，Smooth无创模式，频率1.6 Hz，能量密度3.0 J/cm²，光斑7 mm。
操作方法：①阴道全程以 5 mm为间隔向后移动治疗手具，直至阴道口。每个治疗点发射4次Smooth序列激光，每个Smooth脉冲发射完成时会有"嘀嘀"提示音。使用一次性套管时发射7个Smooth脉冲。②自宫颈位置退到阴道口为1遍，共重复6~8遍，每退到阴道口需要旋转扩张器一次，竖杠与点交替操作。治疗完成后取出治疗手具、扩张器。

2. 阴道口收紧治疗

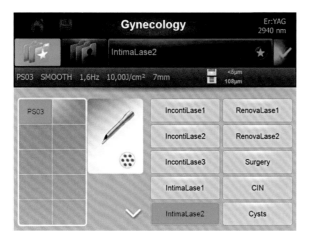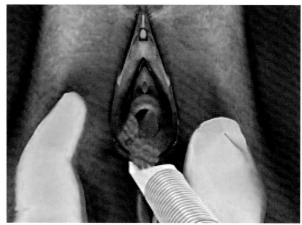

治疗参数： Smooth模式，PS03手具，光斑7 mm，能量密度6.0～8.0 J/cm²，频率1.6 Hz。

操作方法： 外阴前庭位置除尿道口外横向、纵向扫描各4遍。术后局部可涂抹修复剂。

3. 压力性尿失禁治疗

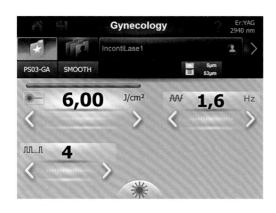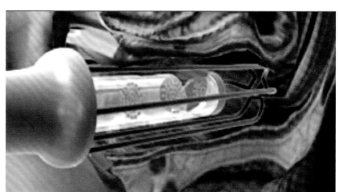

治疗参数： PS03连接 GA 90°（套管为可灭菌），Smooth模式，频率1.6 Hz，能量密度6.0 J/cm²，仪器界面默认光斑7 mm。

操作方法： 治疗阴道（前壁）上壁治疗。沿0°位置以5 mm 为间隔后向后移动治疗手具，每个治疗点发射4个Smooth脉冲（使用一次性套管时发射7个Smooth脉冲），并重复1遍，共治疗2遍。沿－30°、＋30°重复上述治疗。

4. 外阴嫩红治疗

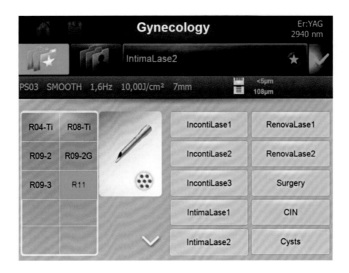

治疗参数：MSP模式，R11手具，光斑5 mm，能量密度0.5～3 J/cm^2，频率2～8 Hz。

操作方法：对治疗区域进行剥脱覆盖2遍，重叠10%。

术后注意事项：术后可以用修复产品，减少摩擦，减少穿紧身裤，禁止性生活7天。1个月后复查，如有必要，可重复治疗。

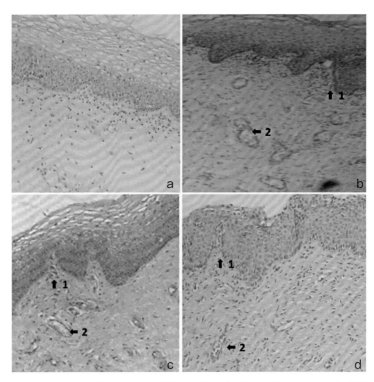

治疗后黏膜上皮的变化。a：治疗前；b：黏膜增厚（治疗后3个月）；c：黏膜增厚（治疗后6个月）；d：黏膜增厚（治疗后1年）

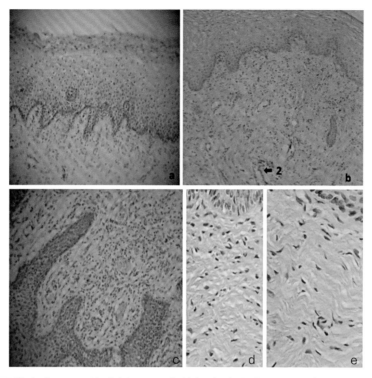

治疗后黏膜下固有层的变化。a：治疗前；b：血管新生（治疗后1个月）；c：血管新生（治疗后6个月）；d，e：胶原塑形（治疗后6个月）

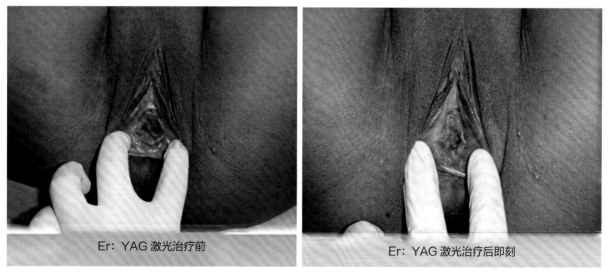

阴道口紧致临床治疗效果

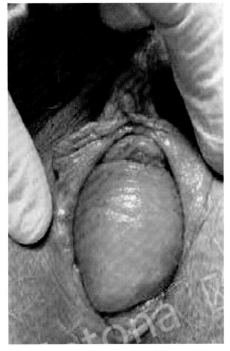

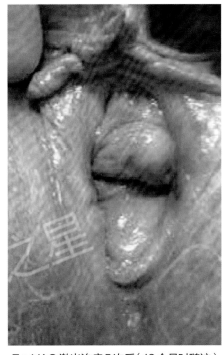

Er：YAG 激光治疗前　　　　　　Er：YAG 激光治疗 5 次后（12 个月时随访 ）　　盆腔器官脱垂临床
治疗效果

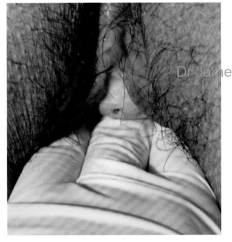

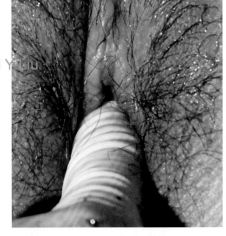

阴道收紧临床治疗
效果

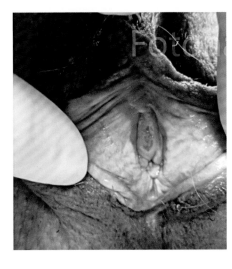

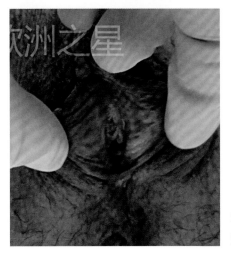

外阴白斑临床治疗
效果

Viveve冷凝单极射频

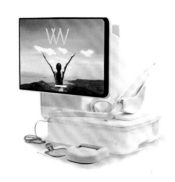

"Viveve"一词中的"viv"在拉丁语中意指生命、生机盎然，"eve"为上帝创造的第一个女人，象征Viveve疗程为每位女性带来有活力的性体验。Thermage（热玛吉）的创始人Ed Knowlton博士发明了射频组织紧缩技术。位于美国新泽西州恩格尔伍德的专门从事女性私密健康的Viveve公司基于此，取得了冷凝单极射频（CMRF）技术专利，可实现阴道组织定点治疗和无伤口的阴道紧致，是目前唯一通过性功能障碍临床试验认证的设备。目前，Viveve仪器在全球56个国家使用。

Viveve 2.0（蜜泌）

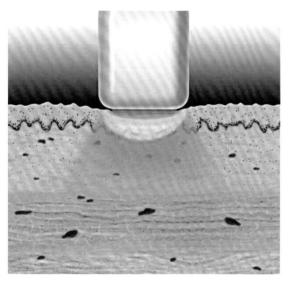

反向热梯度通过深入到3~7mm，治疗黏膜下层（固有层和肌层），双能源（加热和冷却）在对黏膜充分保护的同时，确保产生生物效应和治疗效果的射频能量精准且一致的传输。

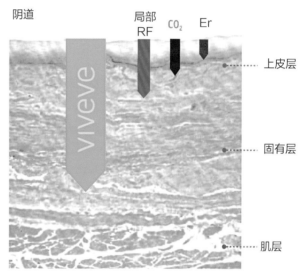

可治疗固有层直至肌层的整个深度。在肌层，能量分散而不影响旁组织或器官。

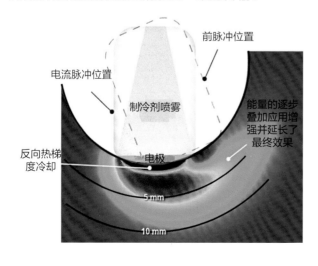

能量：90 J/cm^2

深度：固有层 5 mm

时间：单次击发8 s

温度：黏膜层 38~41 ℃

　　　固有层 45~50 ℃

发数：350

Viveve操作流程：

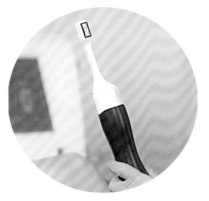

- 采用一次性无菌探头
- 6个温度感受器
- 4个贴合面监测器
- 每秒监测

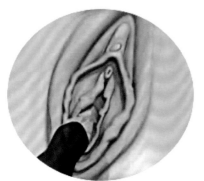

- 90 J/cm^{2}冷凝单极射频（CMRF）精准地将能量传递至固有层，也是结缔组织最丰富的区域
- 阴道口往内360°定点治疗

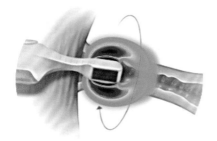

- 在治疗中，冷凝使黏膜温度维持在38～41 ℃，保护阴道并确保能量穿透至固有层
- 固有层温度维持在45～50 ℃，有效使胶原蛋白链收缩，使胶原重组及新生

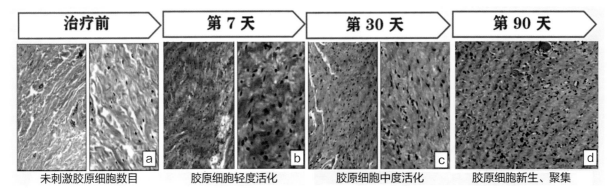

组织学切片显示，在治疗后开始胶原新生，并持续3个月或更长时间。

第十三章

电磁波在妇科非器质性疾病*中的应用

多年以来，传统意义上，妇产科医生的角色是人类生育行为的守护者。当代女性生殖器整形美容医生的角色是和谐性生活的守护者。根据女性围绝经期前后生殖器官的解剖学研究，女性围绝经期常见的生殖系统疾病有以下三类：器官萎缩、性交困难和尿失禁。

绝经期前外阴解剖形态

绝经后外阴解剖形态

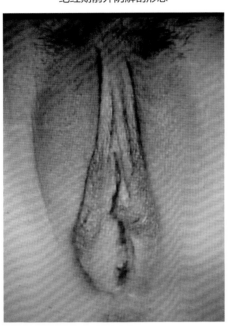 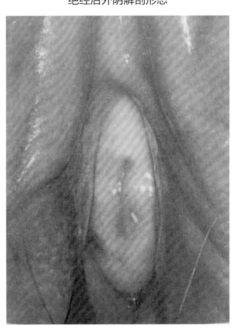

大、小阴唇饱满*
阴毛丰富
女性生命周期当中激素的产生
绝经前高激素水平期（＜50岁）
高雌二醇
高孕激素

↓

饱满状态

大、小阴唇等几乎所有可见组织
均处于萎缩状态
女性生命周期当中激素的产生
绝经后低激素水平期
低雌二醇
低孕激素

↓

器官萎缩

译者注

*原文为trophic，中文释义为"营养的"。结合解剖学、病理学以及临床工作经验，译者认为该词旨在表明器官的萎缩、退行性变，为组织流失所致。器官萎缩在原文中即为"失营养状态"，组织流失过程在原文中即为"失营养"。

近年来，电磁波治疗仪引入妇科临床，目的是通过电磁辐射的能量蓄积刺激来增强阴道敏感性，减缓组织萎缩速度。

萎缩性病变的治疗

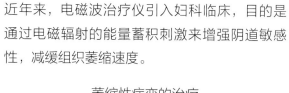
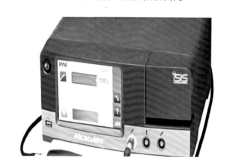

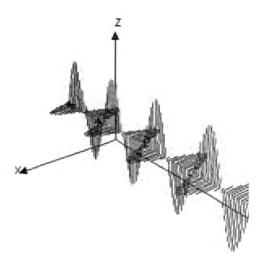

电磁波治疗仪的电磁波波形图

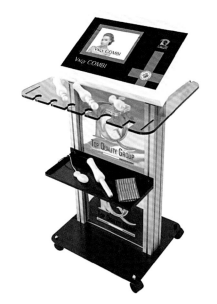

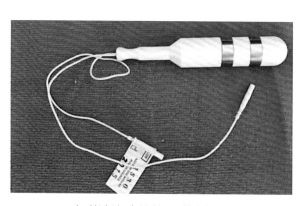

电磁波治疗仪的阴道内探头

外阴探头

在治疗过程中，外阴探头及阴道内部探头可分别进行外阴治疗及阴道内治疗，单次治疗时长分别为10~15 min。

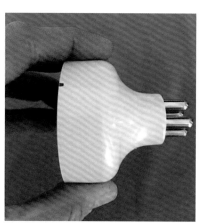

阴道内部探头治疗特点：无须麻醉药物应用、无痛治疗。

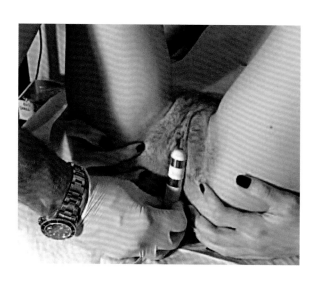

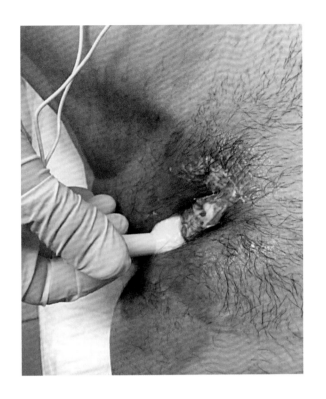

治疗方式： 患者平卧于妇科治疗床，无须使用麻醉药物，联合使用外阴探头及阴道内探头。治疗过程中无任何痛苦且无任何副作用。

译者注

　　部分患者对疼痛极其敏感，所以可以适当使用麻醉药物，但需要控制麻醉药物使用量。如果应用表面麻醉方式（麻醉药膏），则需要注意麻醉药膏利多卡因浓度及其在皮肤停留的时间，以免出现皮肤灼伤等情况。"无痛"不应作为术前常规交代。因患者痛阈不尽相同，故没有绝对的"无痛"。在应用仪器时，如不控制仪器使用时间或能量，随意应用，也有可能出现皮肤、黏膜灼伤或其他不适情况。

外阴萎缩治疗方案及治疗前后对比

治疗时长： 每次10～15 min。**疗程：** 1～4次为1个疗程。**治疗频率：** 1次/周。

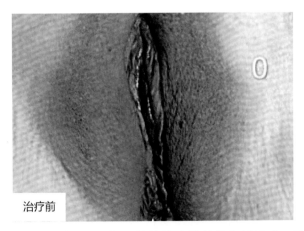

治疗前

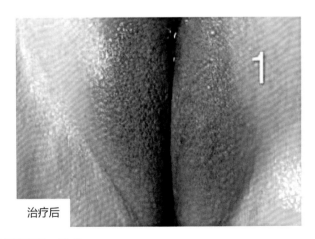

治疗后

治疗方案： 针对外阴萎缩的阴道外恢复性治疗；**设备品牌：** EVA；
治疗次数： 1次；**治疗时间：** 10 min；**治疗能量：** 8%～11%

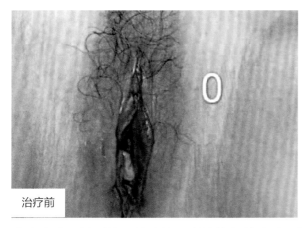

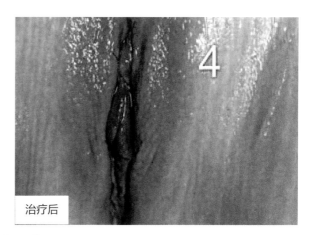

治疗前　　　治疗后

治疗方案：针对外阴萎缩的阴道外恢复性治疗；**设备品牌：**EVA；

治疗次数：4次；**治疗时间：**10 min；**治疗能量：**8%~13%

治疗尿失禁的新方法——尿失禁治疗椅

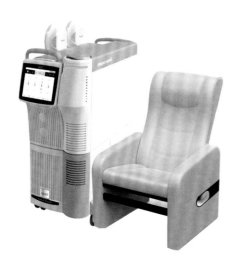

治疗原理：高强度电磁波促使几乎所有盆底肌及相关肌肉高频率收缩，和凯格尔运动原理相同（模拟凯格尔运动）。

治疗方案：患者不必除去衣物，正常着装，坐在治疗椅上进行每次30 min的治疗。每周治疗2次，共治疗3周。报道称85%的尿失禁得到改善。

第十四章

外阴及阴道的PRP
治疗

PRP的制备

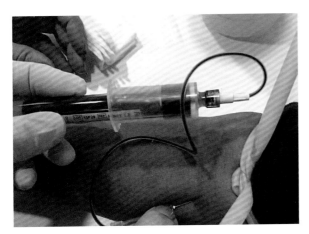

采集5 ml自体血液。

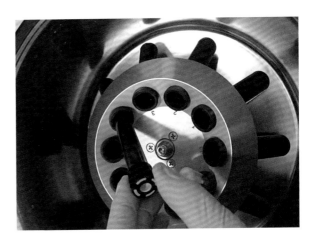

将采血管放入离心机。

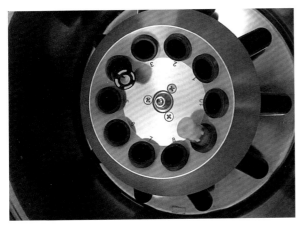

对侧放入平衡管。

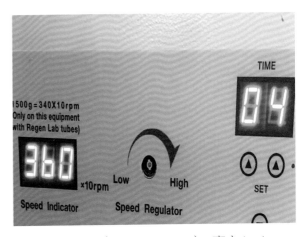

3600转速度（360×10 rpm），离心4 min。

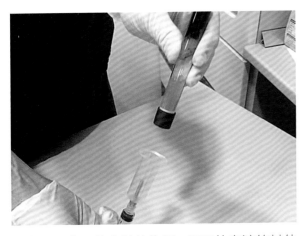

离心后，由于分离胶的作用，PRP从血液的其他
成分中分离出来。

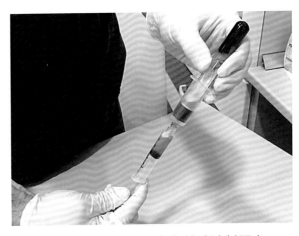

PRP被转移至一个5 ml鲁尔接头注射器中。

PRP的外阴治疗

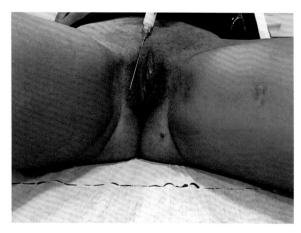

注射采用22 G、70 mm长钝针。

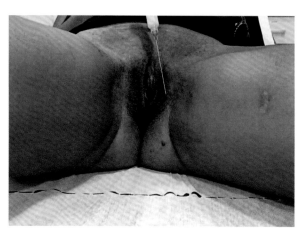

行针方向体表投影演示。

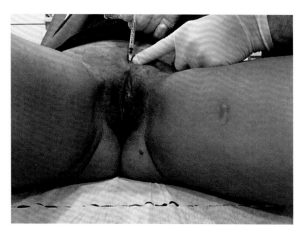

在入针口注射0.2 ml局麻药。

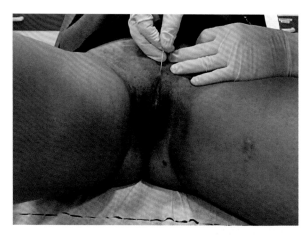

用21 G锐针破皮制作入针口。

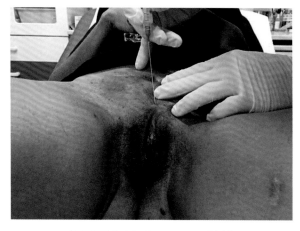

垂直插入22 G、60 mm钝针
（与大阴唇皮肤平行方向）。

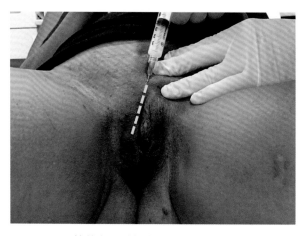

黄线标识钝针的插入方向。

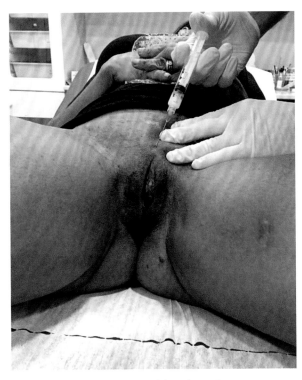

将3 ml PRP注射至皮下层。

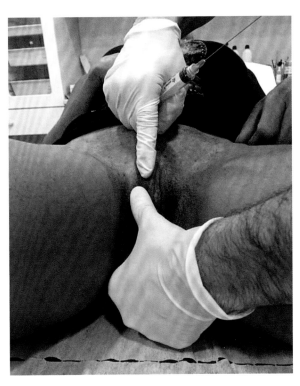

用力按摩。

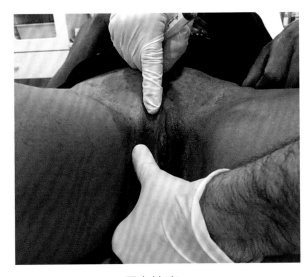

用力按摩。

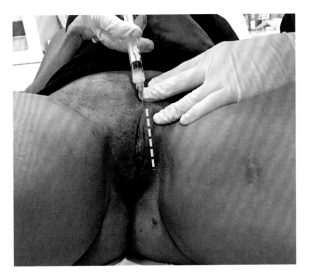

在另一侧进行相同的操作。

译者注

　　关于PRP的概念和PRP的制备方案，不同的医生有不同的意见。本书作者提出的方案相对应用较多，但同时也不能完全否定其余方案。作者在注射操作过程当中使用的是钝针，但并非钝针就是完全合理的。有很多医生使用30 G、13 mm锐针针头进行均匀的点状注射，也可以达到很好的效果。译者在临床工作当中更喜欢应用钝针，因钝针可以明显减少注射物误入血管的概率，更容易找到术区一致的层次，明显降低术后术区出现青紫的概率。

PRP注射外阴区域生物再生治疗的解剖演示

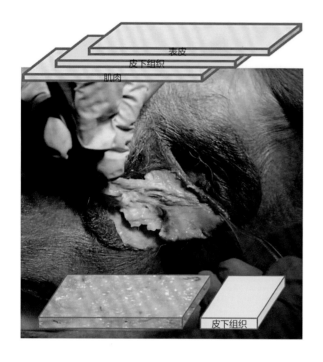

目的是从解剖学上演示PRP注射到皮下平面（第二层次，真皮层）。

PRP的阴道治疗

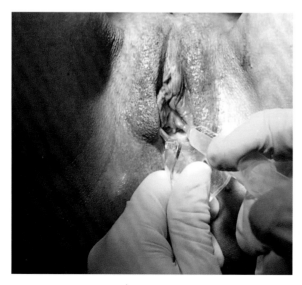

用26 G、40 mm长针头注射PRP。

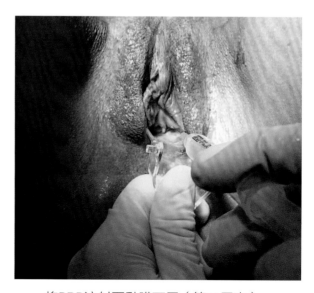

将PRP注射至黏膜下层（第二层次）。

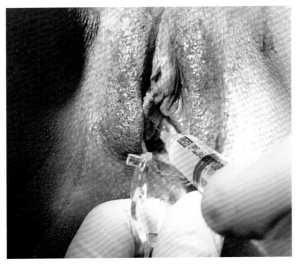

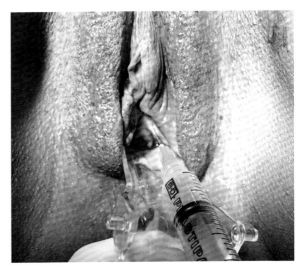

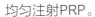
均匀注射PRP。

均匀注射PRP。

PRP注射阴道区域生物再生治疗的解剖演示

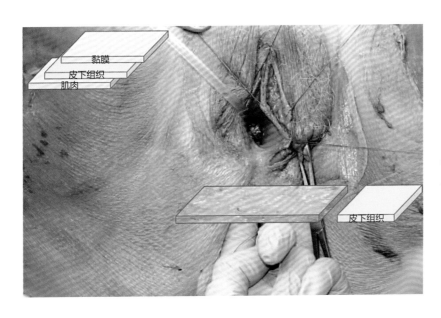

目的是从解剖学上演示PRP注射到黏膜下层（第二层次，固有层）。

第十五章

微晶瓷（羟基磷灰石钙）注射外阴治疗

操作时长： 单次治疗通常需要5~10 min。

使用材料： 2 ml羟基磷灰石钙，22 G、70 mm长钝针，2%利多卡因（局部麻醉用），纱布及消毒用品。

可选用材料： 瑞得喜微晶瓷（Radiesse）。

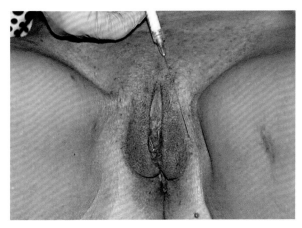

注射采用22 G、70 mm长钝针。

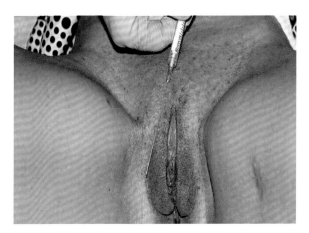

行针方向体表投影演示。

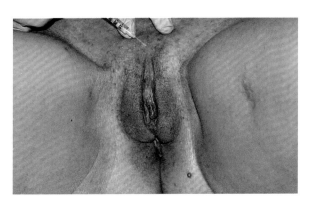

在入针口注射0.2 ml局麻药。

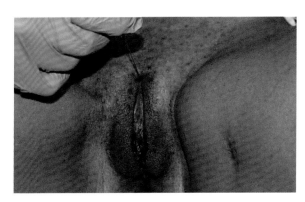

垂直插入22 G钝针。

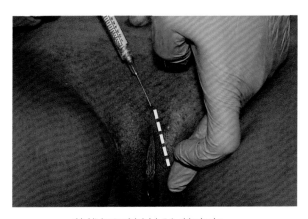

黄线标识钝针插入的方向。

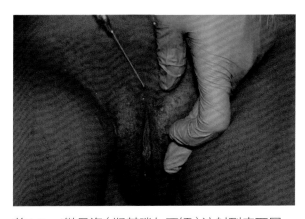

将1.5 ml微晶瓷（羟基磷灰石钙）注射到皮下层。

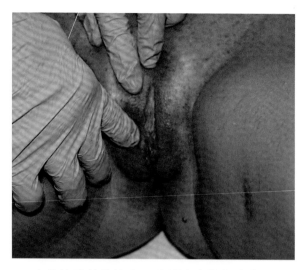

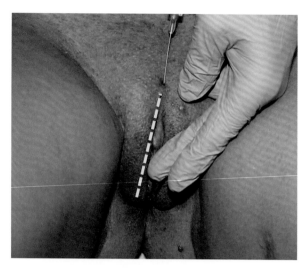

充分按摩使药物在正确层次内均匀分布。

在另一侧进行相同的操作。

微晶瓷（羟基磷灰石钙）注射填充外阴区域的解剖演示

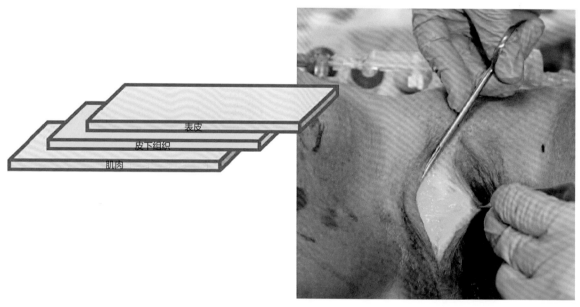

目的是从解剖学上演示微晶瓷（羟基磷灰石钙）注射到皮下组织层（第二层次，皮下组织）。

译者注

外阴注射治疗所选用的材料种类非常丰富，包括微晶瓷（羟基磷灰石钙）、透明质酸钠、童颜针（聚左旋乳酸）或其他种类材料。所有材料均有其特有的药理特点及临床应用适应证。本章所使用的微晶瓷（羟基磷灰石钙）仅仅是注射治疗可用材料中的一种，并不是唯一可用的或"最佳"的一种。目前国内市场上应用广泛且认可度较高的是伊维兰的5D童颜针，如下图所示。

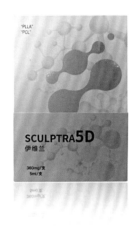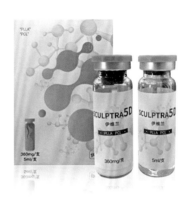

伊维兰5D玉女童颜针每支含聚左旋乳酸（poly-L-lactic acid，PLLA）250 mg和聚己内酯（polycaprolactone，PCL）30 mg。粒径是3~7 µm，平均粒径5 µm。人的毛细血管是9 µm，即使注入血管里也不会发生问题。PCL虽然粒径小，但是它会起到一个支架的作用，会让PLLA更有效地发挥作用。PCL和PLLA均是一种人造的但能与人体相融并可分解的物质，最终代谢产物是二氧化碳和水。目前的临床试验表明该产品不会发生过敏反应。2004年，美国FDA批准其用于治疗艾滋病患者的面部脂肪萎缩，后又于2009年批准其用于填充面部法令纹等皱纹，刺激皮下胶原蛋白的生成。该产品少量多点网状注射到皱纹或凹陷的皮肤深层后，PLLA微球分散到凹陷部位的细胞间隙。伴随PLLA微球降解产生乳酸，刺激皮肤成纤细胞增殖和分泌新生胶原蛋白，修复凹陷。该产品注射2年后可完全降解，新生胶原在体内可维持2年以上的效果。

PLLA微球是具有良好的吸收性和生物相容性的可生物降解材料。

PCL微球会持续刺激胶原蛋白生长，形成安全的组织支架，维持时间更久，注射后由人体逐渐吸收分解，同时也具有生物相容性。

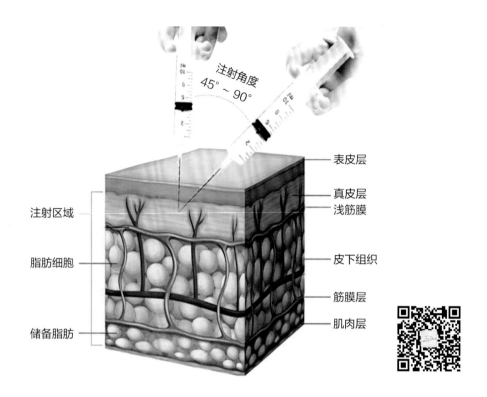

伊维兰5D玉女童颜针可用于女性胸部、臀部、外阴和阴道内注射。产品为液态，无须特殊配制。为减轻注射时疼痛，可以每支加1 ml利多卡因混合均匀。注射层次为：大阴唇在真皮层，阴道内在黏膜固有层。注射方式为点状注射，可用30 G或32 G锐针注射。如果是颈纹或者胸部、臀部，则可用25 G、50 mm钝针或者麻醉针、脂肪针隧道注射，注射层次不变。

前面提到的几种注射材料主要是注射在皮下脂肪层的填充材料，对于伴有表皮、真皮松弛老化的女性外阴和阴道处，伊维兰5D玉女童颜针是个非常好的补充。另外，由于阴道内血管较丰富，有些填充制剂有注射后发生栓塞的风险，但是该产品可以360°填充注射于阴道内，增加阴道内黏膜的弹性、敏感度、褶皱度以及大阴唇的紧致度，改善颜色、老化以及萎缩的情况（有关伊维兰5D童颜针的注射方法可以扫描上述公众号二维码免费索取注射实操视频）。

伊维兰5D玉女童颜针大阴唇注射过程

1. 术前用物准备：1 ml、20 ml注射器，三通管，利多卡因，30 G、13 mm针头或32 G、4 mm针头。

2. 评估大阴唇的萎缩松弛和老化程度，亚甲蓝标记进针点并固定，表敷麻膏25～30 min。

3. 配制童颜针：振荡摇匀，每一支（5 ml）伊维兰5D玉女童颜针+利多卡因1 ml并混合均匀（可以根据治疗的情况酌情加PRP或者非交联透明质酸钠凝胶）。

4. 彻底清除麻膏，患者取截石位充分暴露会阴区，碘伏溶液消毒会阴区3遍，铺无菌巾。

5. 按照标记点，进针深度至大阴唇真皮层，注射剂量0.1～0.3 ml，均匀注射。

6. 生理盐水+VC脱碘，外喷修复产品或者械字号无菌私密T膜（媞娜丝）15 min。

7. 术后24 h勿湿水，1周内禁食辛辣刺激物。

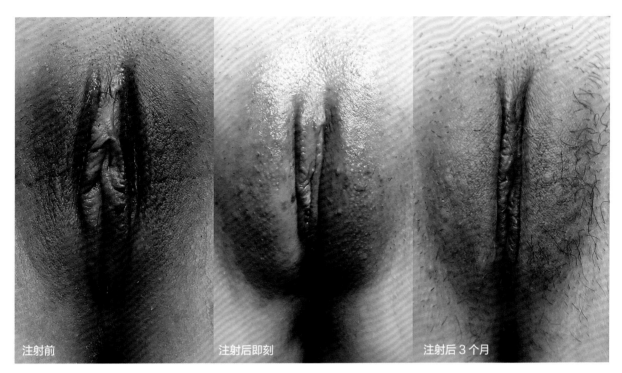

注射前　　　　　　　注射后即刻　　　　　　注射后 3 个月

伊维兰5D玉女童颜针大阴唇注射效果

伊维兰5D玉女童颜针阴道注射过程

　　1. 术前用物准备：1 ml、20 ml注射器，三通管，利多卡因，30 G、13 mm针头或32 G、4 mm针头。

　　2. 评估阴道黏膜厚度、平滑程度、预设注射方式和注射剂量。

　　3. 配制童颜针：振荡摇匀，每一支（5 ml）伊维兰5D玉女童颜针+利多卡因1 ml并混合均匀（可以根据治疗的情况酌情加PRP或者非交联透明质酸钠凝胶）。

　　4. 患者取截石位充分暴露会阴区，碘伏溶液消毒会阴区及阴道内3遍，并铺无菌巾。将阴道分为前壁、后壁、侧壁、敏感点、阴道口5个区域，每个进针点注射剂量为0.2 ml，间隔0.5 cm均匀注射整个阴道壁并压迫止血。

　　5. 生理盐水冲洗整个阴道并将浸透修复凝胶或者表皮生长因子的纱布置入阴道内，次日取出。

　　6. 术后24 h勿行阴道灌洗，72 h内禁止性生活，1周内禁食辛辣刺激物。

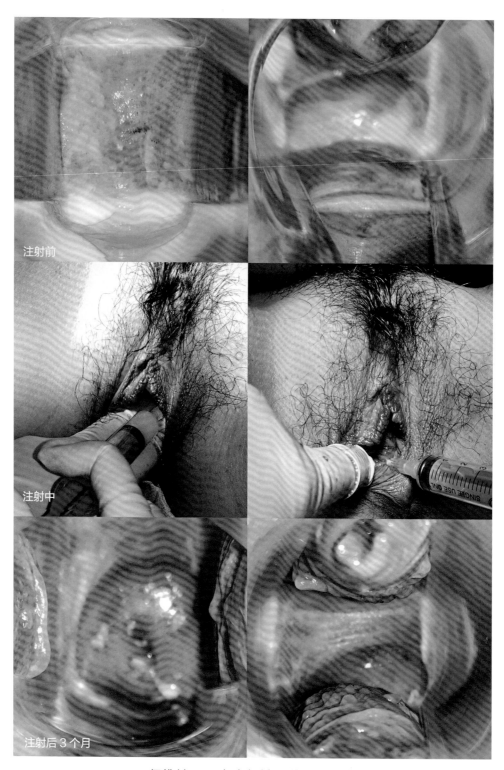

注射前

注射中

注射后 3 个月

伊维兰5D玉女童颜针阴道注射效果

第十六章

自体组织移植的原理与解析

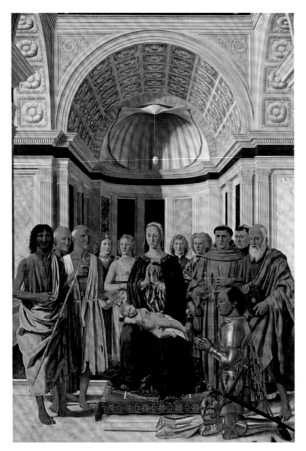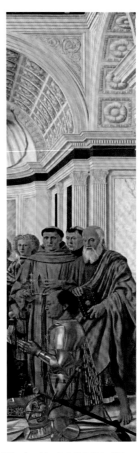

著名绘画《布雷拉宫》（也称为《蒙特费尔特罗祭坛》或《布瑞拉祭坛》）由意大利文艺复兴大师皮耶罗·德拉·弗朗西斯卡在1472—1474年创作。此作品被收藏于米兰的Pinacoteca di Brera。该作品由蒙特费尔特罗·费德里科三世（乌尔比诺公爵）委托创作以庆祝他在战争中攻克了数座城池。

费德里科是文艺复兴时期一个伟大的"condottiero"（军阀），在这幅作品中，他被置于一个非常正确的位置。皮耶罗从侧面的角度描绘了公爵，选择这个角度的目的是纪念公爵所获得的奖章。因额部空白部位与鼻上方空间部分（鼻额角处）的结合，他的侧颜成为历史上最著名的轮廓之一。产生这个结果的原因是一场锦标赛，费德里科被长矛所伤并导致右眼失明。据传说，他自述："不用担心，我用一只眼睛会比用100只眼睛看得更清楚。"所以，他决定把鼻子的上半部分切除，只为了能够更好地使用他的左眼。这可能是我们所了解到的第一例鼻整形术。

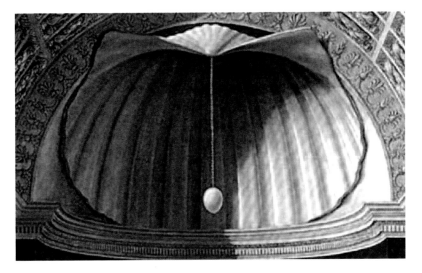

在这幅画的中心，半圆形的贝壳样结构下方用一条链子悬挂着一个鸡蛋，象征着永生和再生的希望。我们把这条链子看成是再生医学的象征。

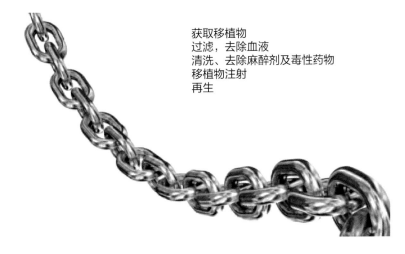

获取移植物
过滤，去除血液
清洗、去除麻醉剂及毒性药物
移植物注射
再生

小颗粒脂肪与真皮移植的顺序原则：事实上，在进行脂肪转移和注射间质细胞、少量血管相关成分以及干细胞的过程中，有许多不同的步骤。例如，在脂肪移植的前提下，我们将不得不获取脂肪并对其进行处理，最后将其注射到受体部位。这些步骤可以被认为是链条的不同环节。

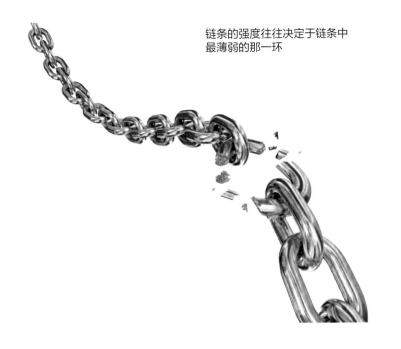

链条的强度往往决定于链条中最薄弱的那一环

因为链条的强度决定于链条中最薄弱的那一环，所以必须要自始至终保持链条中任何一环的强度都是最优、最强的。

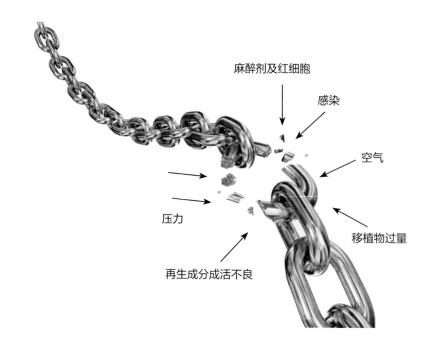

麻醉剂及红细胞

感染

空气

移植物过量

压力

再生成分成活不良

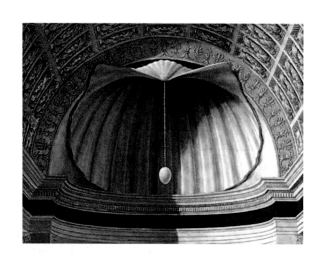

实际上，所有环节中任意一环的破坏，都会造成整个链条功能的丧失或不连续。

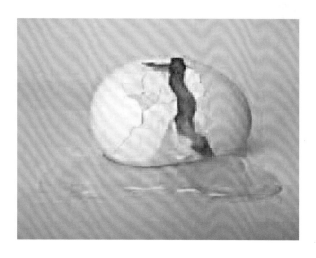

如果"环节"代表的是皮耶罗之链，那么鸡蛋就会掉下来摔碎。如果"环节"是小颗粒脂肪和真皮移植，那么基于某一处或多处环节的破坏，细胞便不会存活，也不会在移植区再生。

第十七章

小颗粒脂肪填充技术

译者注

本章着重介绍的是外阴脂肪填充技术。填充的前提即为获取。如前文所述的"链条"原理一样，每一个步骤都要保证其是最优的。所以，无论脂肪的获取、处理、填充层次还是术后护理，都要保证其为规范、有效的处理方式。首先我们要了解Microfat的概念。

按照脂肪颗粒的大小，可以把脂肪分为以下三种。①Macrofat：传统的脂肪移植中，一般使用2 mm直径的钝针注射经处理后的吸脂获取的脂肪组织，这种大小的脂肪组织一般称为Macrofat，目前主要用于乳房和臀部等大范围的填充注射。②Microfat：随着面部精细部位自体脂肪填充的发展，逐渐开始使用0.7 mm直径的注脂针来注射颗粒更细的脂肪，符合这种直径的脂肪组织称为Microfat，主要用于面部精细结构的填充和塑形。③Nanofat：通过一定的方法将脂肪组织细化到一定程度后，脂肪就变成了乳化状态的液体，且可以通过极细的针头进行注射，这种脂肪被命名为Nanofat。当然，这种分类方式并非符合所有医生的临床思维。我们姑且将脂肪分为这三种，以便对比分析。同样，本书将Microfat一词暂且定义为"小颗粒脂肪"，以便专业人员能够更充分地理解以及接受这个外来名词。

第一步：小颗粒脂肪的获取

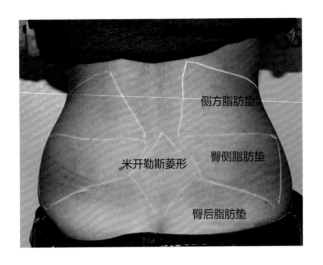

图示为不同的脂肪垫，获取脂肪的区域一般为侧方脂肪垫区域。

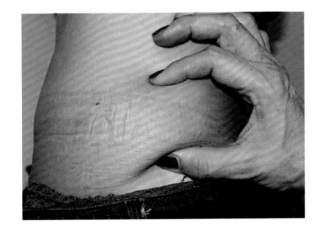

对侧方脂肪垫脂肪量的初步判断。

译者注

　　双手自深筋膜浅层捏起脂肪以判断皮下脂肪厚度并制订相应的取脂设计方案。在对脂肪厚度进行判断时，一定要结合医生本人的经验进行准确、专业的判断。如果有必要的话，可分别判断浅层脂肪与深层脂肪的厚度，能够更加明确各层次的具体脂肪量及取脂层次。

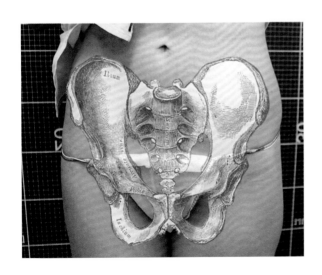

骨盆骨性结构及体表投影。

译者注

　　此处的解剖图是骨盆的骨性结构解剖图，髂骨是其中的一个结构。

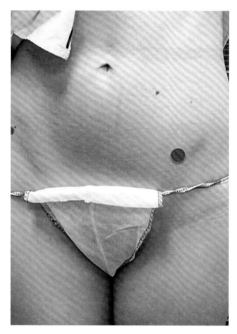 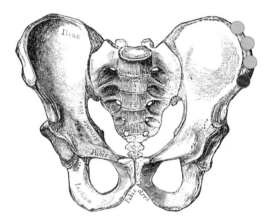

髂嵴是髂骨翼的上缘（蓝色点标识），是位于髂前上棘和髂后上棘之间的区域，可在体表触及其整个长度。髂前上棘是髂骨的骨性体表投影，是特殊且重要的体表标志（红色点标识）。

译者注

　　髂骨的髂前上棘、髂嵴、髂后上棘均是手术当中重要的定位标志。例如在脊柱手术中对于棘突的定位，在腹部脂肪塑形手术当中针对"骨感"形态凸出效果的局部调整，对于各手术切口的确定，都起到了非常重要的作用。所以，一定要明确这几个位置的体表投影，以便在手术设计及手术过程当中更加游刃有余。

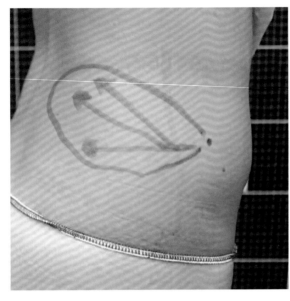

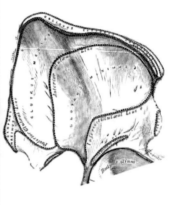

脂肪供区的设计。髂前上棘处为进针点，由红色点标识。

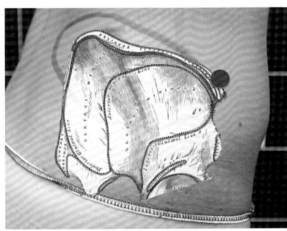

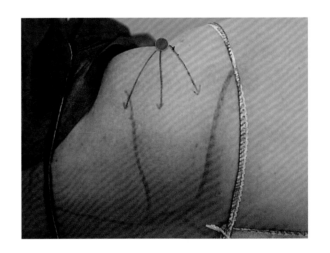

译者注

　　红色点为取脂进针点。蓝色线及箭头标识的是行针方向，也就是吸脂针要前行的方向。最外侧红色线包围的范围是术前设计的可以获取脂肪的术区范围。

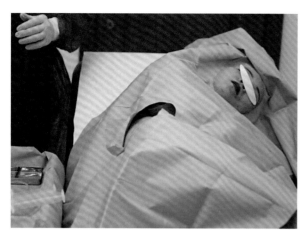

患者采取侧卧位进行真皮移植物取出。

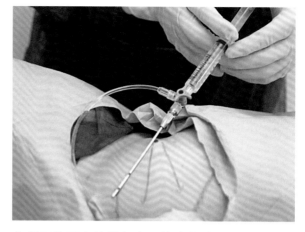

在供区使用套管进行扇形轨迹的抽吸提取，此为位置1。

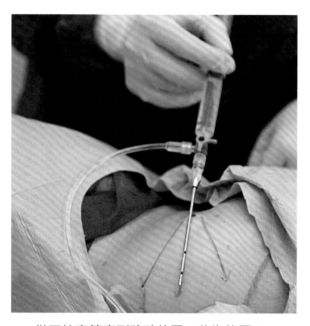

供区的套管扇形移动位置，此为位置2。

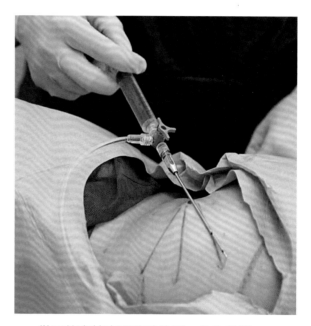

供区的套管扇形移动位置，此为位置3。

译者注

　　在进行组织取出时，一定注意不要用吸取装置在同一个位置反复吸取，而是要像上方图片指示一样，在保证行针在同水平的前提下，由上而下或由下而上进行逐一位置紧密排列的扇形抽吸。

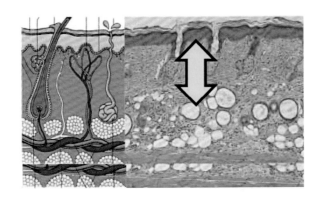

黄色箭头指示获取真皮移植物和皮下脂肪的层次范围。

译者注

　　示意图中获取移植物的层次是作者认为比较合适的层次，但并不是唯一正确的层次。医生可以根据自己的经验，对获取移植物的层次进行适当的改变。

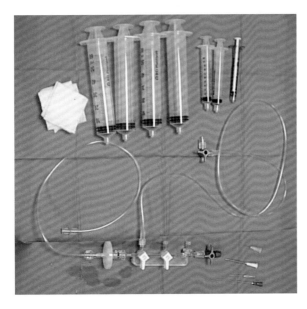

材料获取方法：低压操作进行真皮移植物及皮下组织取出。

小颗粒脂肪获取装置：Goisis box。

此装置由一些一次性使用的器械组成：用于洗涤、过滤并带有可封闭系统的RAMP装置[①]，2个10 ml注射器，4个60 ml注射器，1个1 ml注射器，1枚30 G针头，1枚16 G针头，1枚21 G针头，1枚22 G、40 mm钝头套管针[②]。Goisis box可以和一些高压灭菌原件共同使用，尤其与10 cm长的Goisis 套管适配度更高。

译者注

　　[①]在上图中RAMP装置的最下方带有两个白色开关，用来同时连接多个注射器并能对注射器进行独立或同时开、关控制，以便操作时更加方便快捷。具体使用方法在后文会有详细说明。[②]原文为"blunt cannula"，在此直译为"钝头套管针"，译者认为可理解为国内临床常用的钝针。

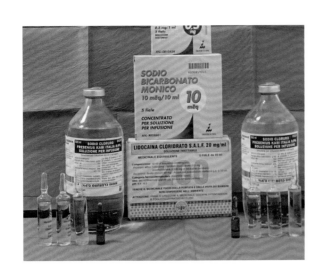

肿胀液（Klein solution）的配比：1 L肿胀液中含有800 mg利多卡因，1 mg肾上腺素，40毫克当量碳酸氢钠，1000 ml生理盐水。

译者注

　　"毫克当量"这个单位国内并不常用，译者建议可在1 L肿胀液中加入5%碳酸氢钠30 ml。

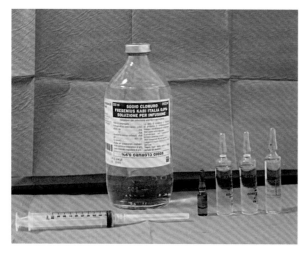

500 ml生理盐水

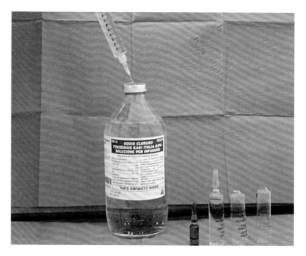

400 mg利多卡因

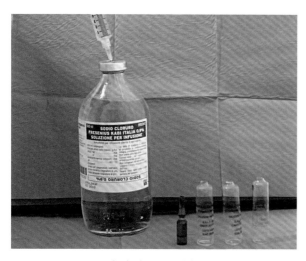

20毫克当量碳酸氢钠

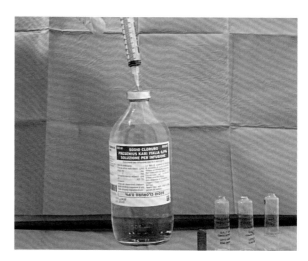

0.5 mg肾上腺素

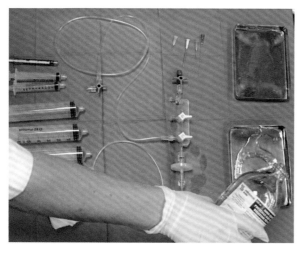

此浅盘置入120 ml肿胀液。

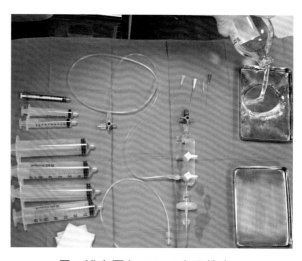

另一浅盘置入100 ml生理盐水。

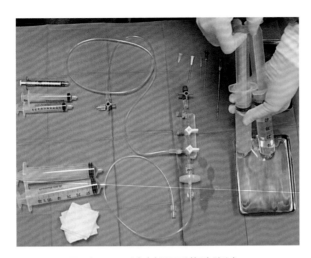

用2个60 ml注射器吸满肿胀液。

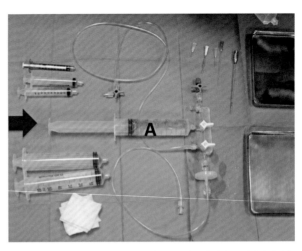

按黑色箭头指示，装满肿胀液的注射器连接在位置A。

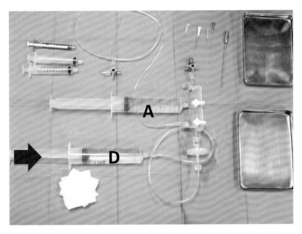

另外一个装满肿胀液的注射器连接在黑色箭头指示的位置D。

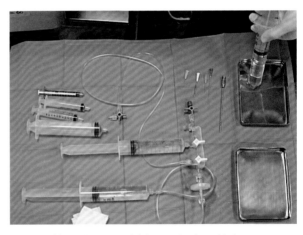

第三个60 ml注射器吸入生理盐水。

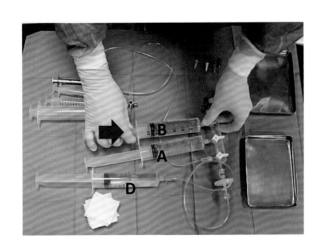

装满生理盐水的注射器按黑色箭头指示连接在位置B。

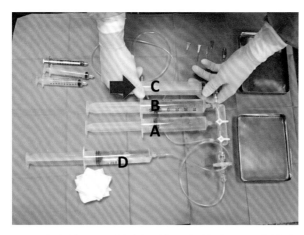

用一支空的60 ml注射器按黑色箭头所示连接在位置C。

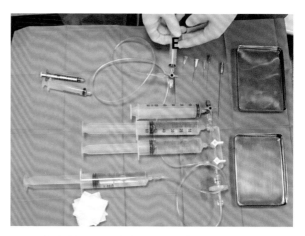

用一支空的10 ml注射器按黑色字母指示位置连接在位置E。

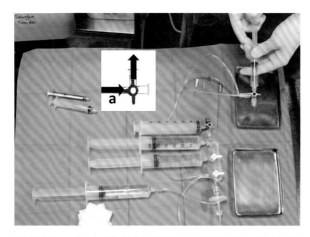

肿胀液可以直接从注射器A和注射器D转移至10 ml规格的注射器E。当图中所示，10 ml注射器头端的三通开关置于a位置时，拉动推杆，注射器E就会被肿胀液和空气所充满。

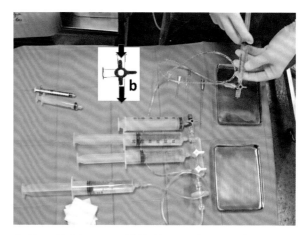

再将同位置三通开关旋转至图中所示b位置，即可单独、直接将E注射器中的空气完全排出。

局麻药物的注射应用

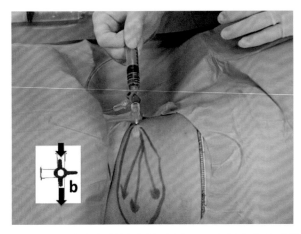 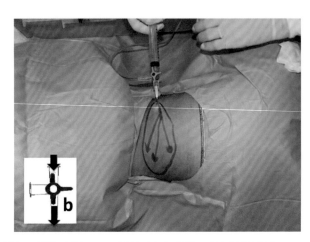

先用30 G针头在进针点处注射1 ml肿胀液来麻醉进针处。继而更换16 G针头刺破皮肤，形成进针孔。

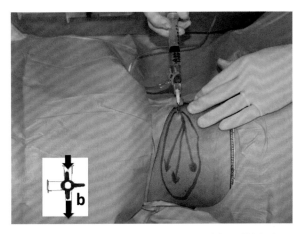 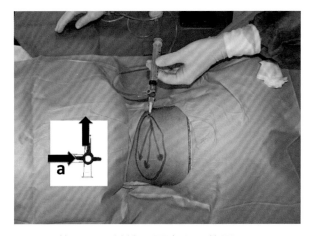

将注射器内剩余的肿胀液均匀注射至进针孔及进针孔周围的移植物供区。

将三通开关拨至图中所示位置a。

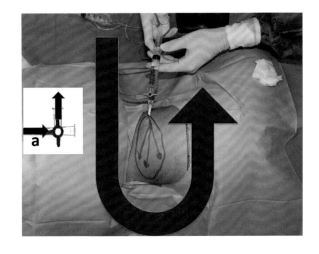

当开关位于位置a时，抽拉推杆，注射器E就会再次充满肿胀液。实际上，注射器E中的肿胀液即是通过装置直接从注射器A和D中吸出的。

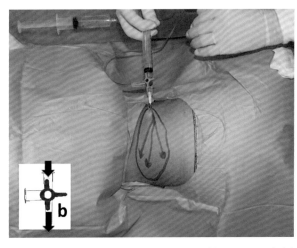

将三通开关转移至图示b位置，就可以再注射10 ml肿胀液。

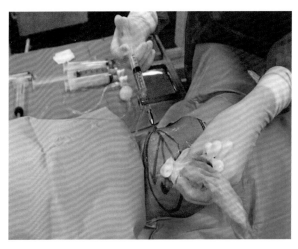

将套管插入该区域，同时利用超声仪器检查，以达到明确注射层次的目的。

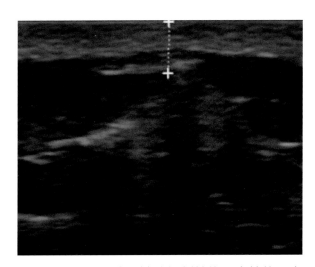

超声图像显示了该区域的解剖结构。套管位于真皮层*，距离皮肤约2 mm深。

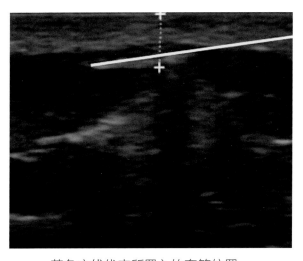

黄色实线代表所置入的套管位置。

译者注

*原文如此，但根据译者临床经验，更偏向于将此层次理解为皮下脂肪浅层。

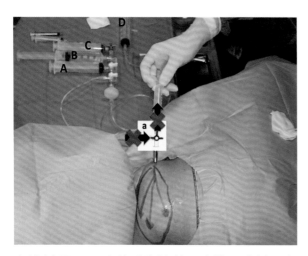

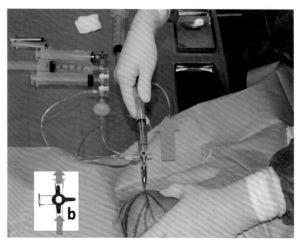

当注射器A和D中的肿胀液使用完毕，注射即自动停止。也就是说，当注射器A和D中的肿胀液用尽以后，就算三通处于图中a位置状态，E注射器中也不可能再有任何液体。

当三通开关处于图中所示b位置时，脂肪获取过程就可以开始了。在操作过程当中，套管（所有的套管侧孔）必须随时都位于皮下层（同层次的扇形均匀抽吸）。此时，回拉注射器推杆，在注射器内产生真空吸力，注射器就会逐渐被脂肪填满。

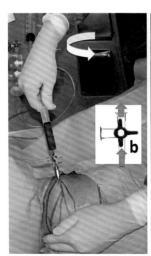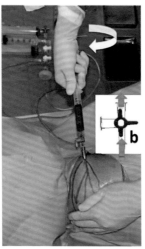

最初吸出组织的颜色往往色淡甚至透明，因此时吸出成分中，肿胀液占有很大的比例。随着组织层次的变化、组织的变化（脂肪组织更充分地膨胀），手感会变得更加顺滑，抽吸物也会逐渐转变成黄色或金黄色。

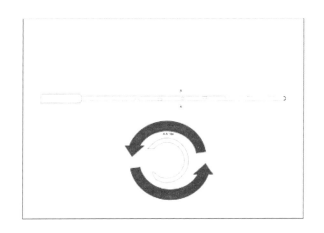

左侧套管针的技术特点是存在不同方向的多个侧孔。在进行吸脂操作时，通过自然的旋转、搔刮，能够显著提高脂肪获取效率。侧孔边缘凹陷度的增加，更是增加了脂肪进入套管的入口。凸起的倒钩边缘放置于凹陷边缘前面，降低了脂肪组织的分离难度，从而可以更好地吸取脂肪组织。

凹陷的边缘

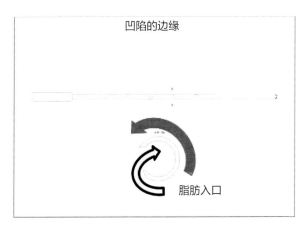

脂肪入口

侧孔的凹陷边缘呈螺旋线状放置，增加了获取真皮层移植物的概率，降低了获取难度。

凸起的倒钩边缘

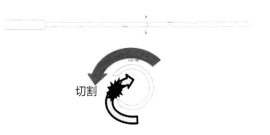

切割

在凸起边缘前方再放置另一个凸起边缘，可降低脂肪组织的分离难度，更好地获取脂肪组织。

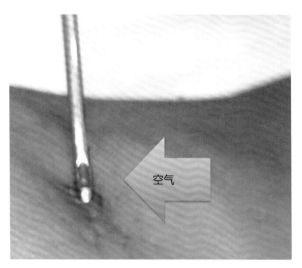

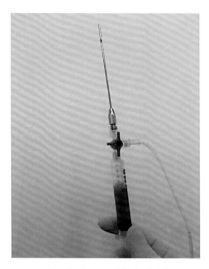

常见错误：其中一个吸入孔未进入层次，暴露于空气中，空气进入注射器，真空丧失，无法取出移植物。

解决方法：拔出套管。

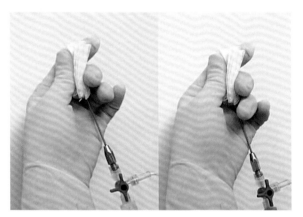

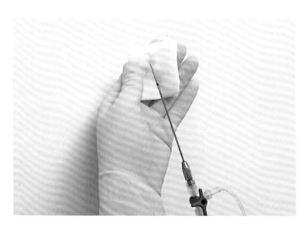

解决方法：用无菌纱布覆盖套管孔，以排出注射器中多余的空气。

解决方法：插入相应层次，继续抽吸。

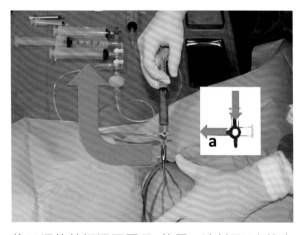

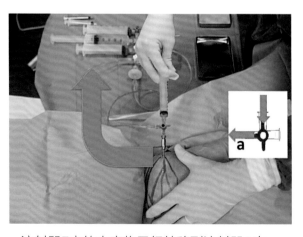

将三通旋转阀调至图示a位置，注射器E中的内容物就会转移出来。

注射器E中的内容物已经转移到注射器A中。

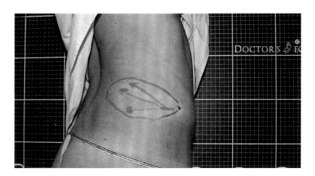

对手术部位进行清洁及加压包扎。

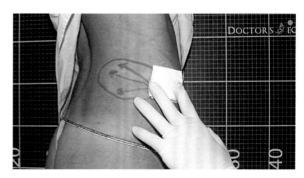

用不含抗生素凝胶的2 cm×2 cm正方形纱布覆盖伤口。

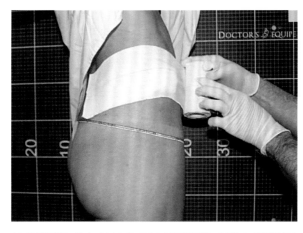

使用透明或肉色的伤口封闭绷带或弹力绷带进行包扎固定（如3M Tegaderm 透明伤口敷料）。

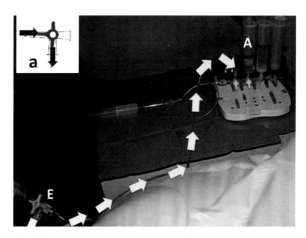

移植物向Goisis box系统内的转移。当注射器E完全注满后，将三通旋转阀调至a位置，混合有血液、麻醉剂的真皮组织就会被直接推入注射器A。

第二步：过滤处理

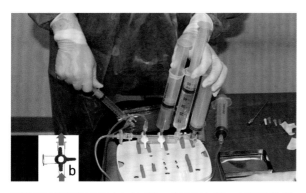

三通阀门调至图中b位置，负压抽吸，可吸出注射器B中的生理盐水。图示注射器E中充满了生理盐水，注射器B中生理盐水剩余50 ml。

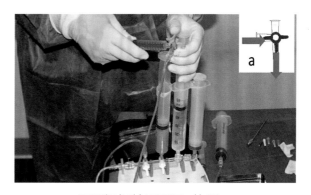

三通阀门处于图示a位置。

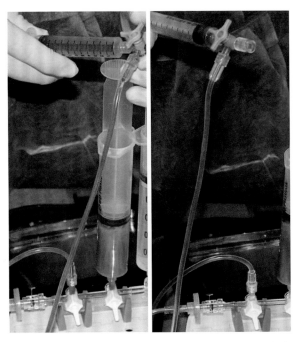

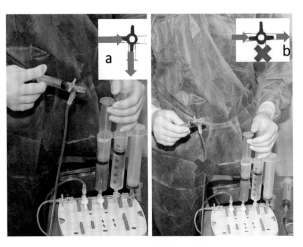

然后将三通开关旋转至位置a。

通过这种方式，生理盐水被推入系统中以清洗管路。

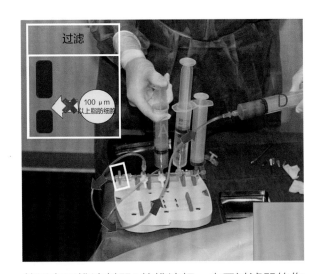

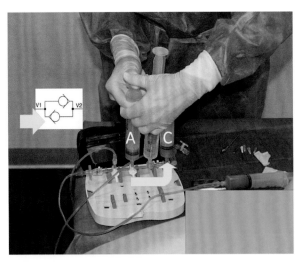

然后向下推注射器A的推注杆。由于过滤器的作用，大部分血细胞和麻醉剂被自动导入注射器D（红色箭头方向）。

单向阀的开放：取出的真皮组织推挤过滤器，但因真皮组织无法通过过滤器，所以向对侧管路的压力增大。此压力打开单向阀，脂肪细胞就沿着黄色箭头方向转移至注射器C。所有以上操作过程中不需要移动三通阀或其他阀门。

第三步：多次洗涤

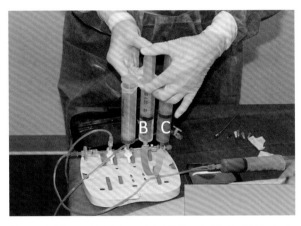

推压注射器B的推杆。注射器B中的生理盐水会自动注入注射器C中。

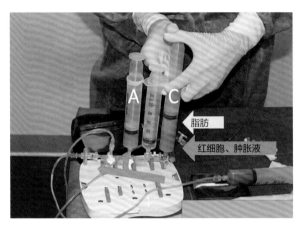

等待60 s，推出注射器C中的下方部分。因密度不同，注射器C中的下方部分是红细胞及肿胀液，上方部分则为真皮细胞。在推注过程中，红细胞和肿胀液会进入注射器A中，从而完成不同成分的分离。

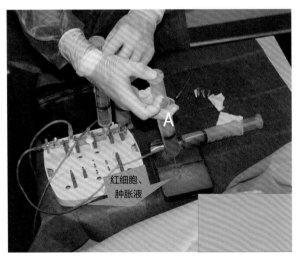

丢弃注射器A中的无用成分。

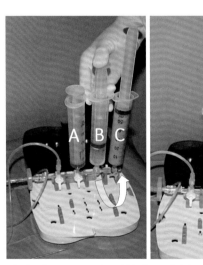

清洗过程需要1次到数次。注射器内组织原为橘黄色（混合有红细胞的脂肪组织），清洗后变为黄色，即为小颗粒脂肪（Microfat）。

第四步：小颗粒脂肪的注射

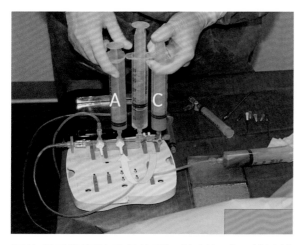

经处理后的脂肪已经达到可注射标准。推注推杆，脂肪会从注射器C转移至注射器A。

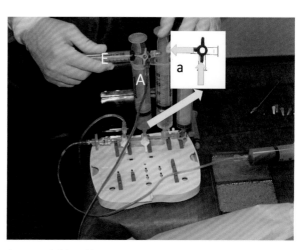

打开E注射器的三通开关并将其保持在图示位置a。这样，推注注射器A推杆时，脂肪就会直接进入注射器E内。

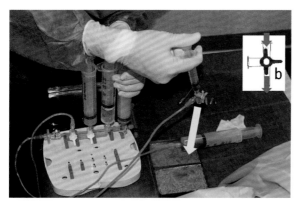

注射器E中，第一个10 ml单位的内容物是存在于管路中冲洗用的生理盐水，需将其排出丢弃。

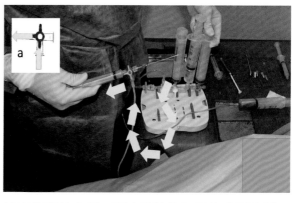

排出生理盐水后，真皮移植物即已转移到注射器E中，此时可进行注射操作。

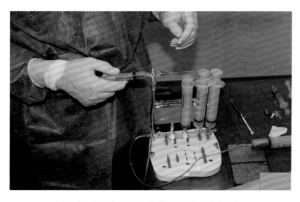

小颗粒脂肪已经准备好进行注射。

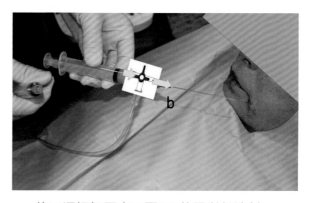

将三通阀门固定于图示b位置以便注射。

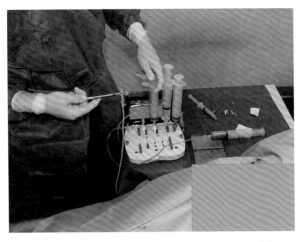

在面部注射时，为了提高注射精度，将注射器E（10 ml）换成1 ml螺旋口锁紧式注射器。

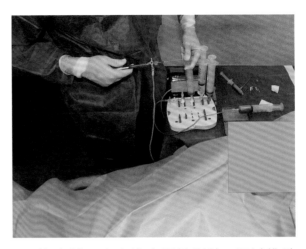

1 ml的注射器内充满小颗粒脂肪。通过推动60 ml注射器的推杆，将移植物输送至1 ml注射器。

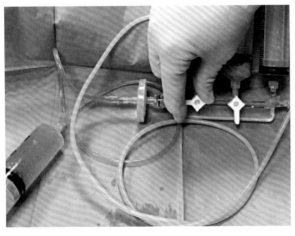

另一种方法是旋转RAMP装置的第一个旋转开关。

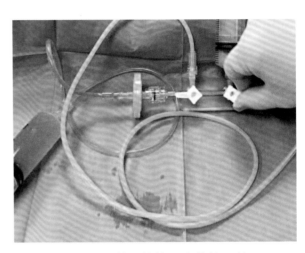

旋转RAMP装置的第二个旋转开关。

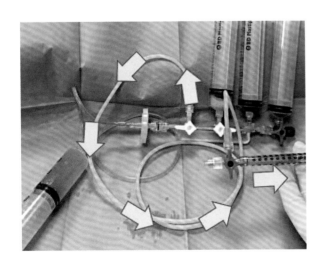

这样，通过抽拉1 ml注射器的推注杆也可以将脂肪吸入1 ml注射器以便使用。

译者注

在翻译本章节时，译者发现原文中真皮移植物（dermal graft）、小颗粒脂肪（Microfat）、移植物（graft）这几个名词频繁出现，甚至在同一章节或同一页码当中，两个或多个名词都指向同一组织概念或同一组织层次。出于尊重原著的原则，译者均进行了直译。为了便于读者理解，译者特做如下说明。

译者认为真皮移植物（dermal graft）、小颗粒脂肪（Microfat）、移植物（graft）这3个名词在本章中可视为同一概念来理解，即"真皮脂肪复合组织"。

首先从脂肪的角度进行说明。如果进行自体脂肪移植手术，取出脂肪的层次一般在皮下脂肪深层，但皮下脂肪浅层也依然可以操作，可根据不同医生的不同习惯来决定，并无严格的对错之分。取出的脂肪按照脂肪颗粒的直径大小可以分为Macrofat、Microfat和Nanofat，而不同大小的脂肪颗粒可以根据操作者不同的观点进行不同部位的填充以达到治疗目的。其次，无论哪一种脂肪的获取，在手术过程当中，都会有部分纤维结缔组织伴随脂肪颗粒同时被吸出，此即为"筋膜组织"，筋膜组织的机械强度相较脂肪组织高出很多，虽然筋膜组织是否适合进行填充这个问题依然有很多不同的观点，但是不得不承认筋膜组织填充后，可大大提高伴随填充的脂肪组织的支撑性，部分医生单独使用筋膜组织填充如鼻背、下颏等需要更坚强支撑的部位，依然能起到非常好的效果。再次，如果按照原著中层次解剖示意图中的移植物取出层次，可以看到其所指示的层次相对较浅，甚至接近于浅层脂肪（即晕层脂肪，分为顶层与套层），在此层次操作易造成皮肤表面凹凸不平等情况，但却可以取出部分坚硬的真皮组织，从而提高脂肪填充以后的支撑力。

所以，译者考虑本书作者想要表达的应当是"具有部分真皮组织的小颗粒脂肪移植"，此种移植物不但能够有更大的支撑力，因其颗粒较小，也能达到精准操作的目的。译者姑且将其称为"真皮脂肪复合组织"。如果按照这一概念进行理解，那么整个章节的内容会感觉更加顺畅并更加易懂。

但在临床工作中，译者建议不要在浅层脂肪（晕层脂肪）进行操作，而可以采用"深层脂肪+筋膜"的方式来替代本书中的"真皮脂肪复合组织"。

关于Goisis box移植物提取系统，本书中介绍的仅仅是作者本人对该系统的理解与应用，并不代表此系统是唯一有效的、快捷的脂肪提取系统，医生可以根据自己的习惯来进行相应的操作。

第十八章

K68真皮脂肪复合组织

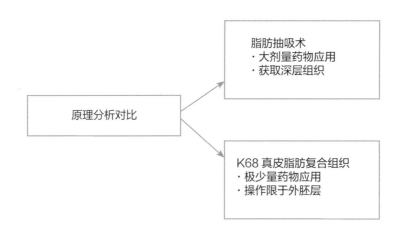

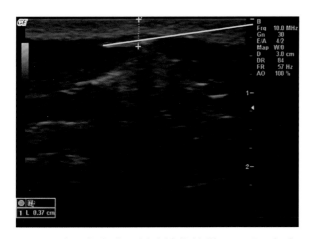

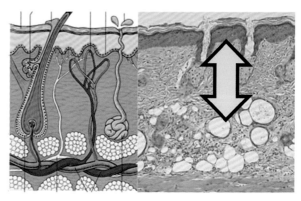

黄色箭头指示获取真皮移植物和皮下脂肪的层次范围。

以上两种手术方式，其移植物的供区、受区都在真皮层。在超声图像中，黄色实线标识了套管进入真皮组织的层次位置。

译者注

示意图中获取移植物的层次是作者认为比较合适的层次，但并不是唯一正确的层次。医生可以根据自己的经验，对获取移植物的层次进行适当的改变。

超声显示了采集管在真皮层内的位置（4 mm 深）。

译者注

关于究竟应当从哪一个层次进入获取移植物，译者认为不同医生观点不同。可以参照前一篇译者注解进行思考并适当更改手术方式。

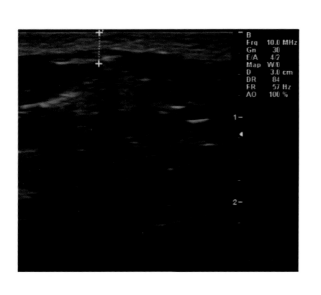

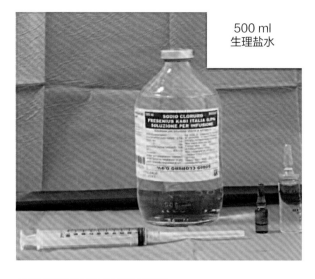

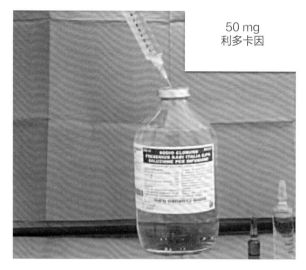

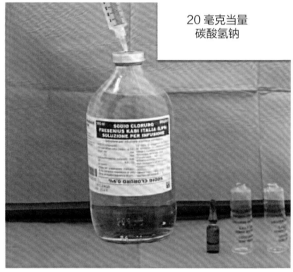

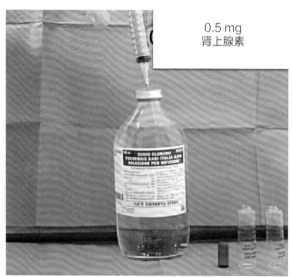

制备改良型肿胀液（Klein溶液）：利多卡因浓度为每500 ml液体中含有50 mg利多卡因（0.01%浓度）。

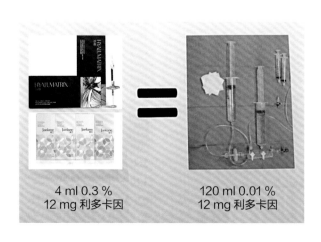

注射少量局部麻醉剂：12 mg利多卡因。为了进行比较，注射相同剂量的利多卡因即12 mg利多卡因，只能注射4 ml透明质酸钠（通常1 ml透明质酸钠与0.3%利多卡因溶液混合）。

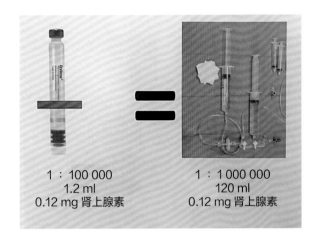

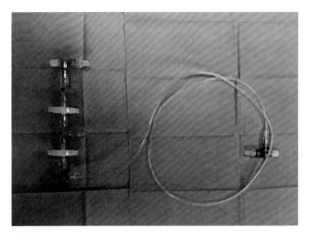

另一个比较是：K68真皮复合组织移植过程中所使用肾上腺素的量与注射半量牙科麻醉时所使用肾上腺素的量几乎相同（1∶100 000肾上腺素，即0.12 mg肾上腺素）

小结

将套盒内物品放置在无菌区域：

1. 用于过滤无用液体和干细胞的第一个过滤器，用软管连接，软管长度1 m。
2. 用于进一步过滤液体的第二个过滤器。
3. 带进出阀的自动过滤装置。

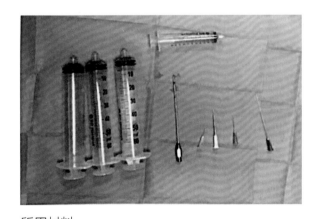

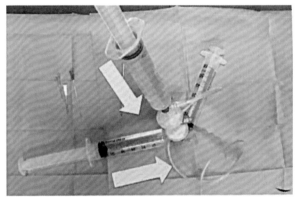

所用材料：

3个60 ml容量螺旋接口注射器

10 ml螺旋接口注射器

直径2 mm的移植物采集套管

30 G针头

16 G针头

22 G钝头套管

3个60 ml注射器同时和采集系统相连。

其中一个注射器保持空闲状态，另外两个注射器吸满配置完成的肿胀液。

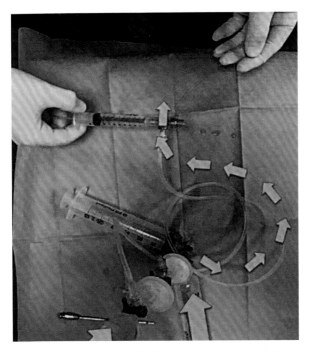
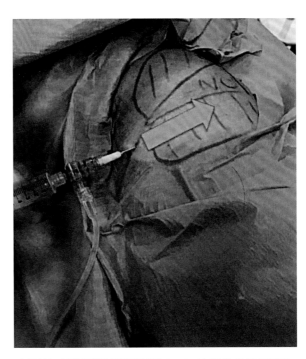

局部麻醉剂直接从系统转移到注射器中，这样120 ml容量的麻醉浸润仅仅需要5 min的操作时间即可完成。

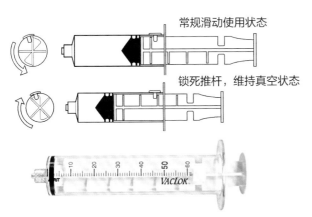

常规滑动使用状态

锁死推杆，维持真空状态

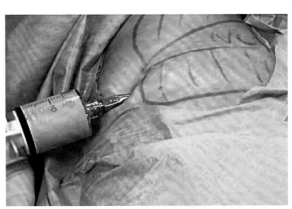

　　在取脂手术当中，Vaclok©注射器的应用将普通注射器的常规滑动使用模式改进为推杆可固定于医生要求位置的、无须手动固定即可形成持续恒定负压的模式。值得注意的是，如果要将注射器设置为锁定模式，推杆需完全向后抽拉至所需负压位置，然后转动推杆，以便推杆上的锁销可以顺利固定。通过这种方式，Vaclok©注射器可以将推杆锁定在多个位置，实现负压真空并予以保持负压，此时注射器即可逐渐充满脂肪。Vaclok©注射器的锁定功能可最大限度地减少手部疲劳，同时提高效率。

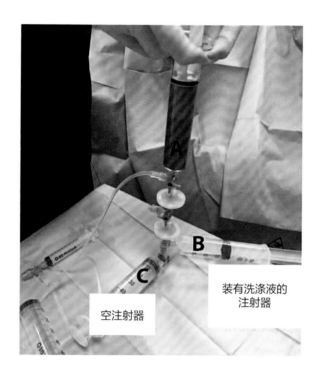
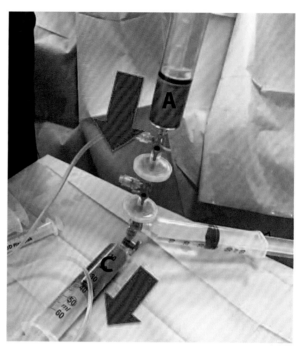

移植物进入系统并进行过滤处理：将混合了真皮脂肪复合组织、血液和肿胀液的注射器连接在位置A即上方位置，将装有洗涤液的注射器连接在位置B即中央位置，将空注射器连接在位置C即最下方位置。A注射器较低位置的液体（红细胞和肿胀液）按红色箭头方向被自动推向注射器C。无须使用阀门进行控制。

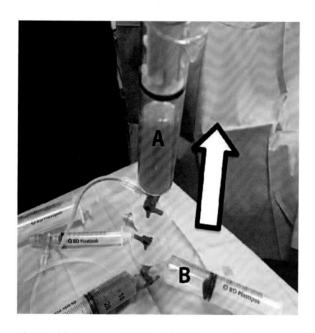
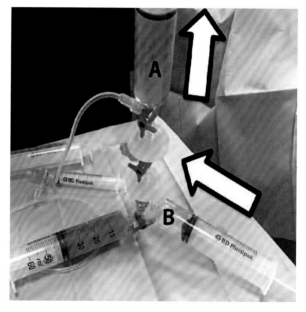

洗涤：拉动Vaclok注射器的推杆吸取生理盐水。吸取完毕，静置60 s，由于重力的作用，移植物中的血液成分、水分和肿胀液均会浓缩在下方的冲洗液中，向下推推杆，以排出冲洗液。止回阀自动将这些冲洗液引导到空的注射器中。同样的步骤进行3次清洗。移植物的颜色会从橙色变成黄色，即达到可注射标准。

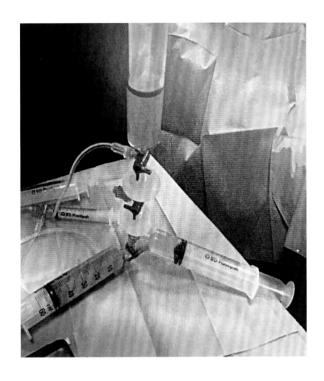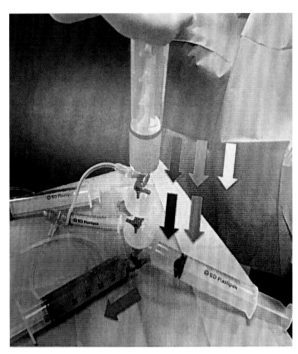

血管基质成分（stromal vascular fraction，SVF）的浓缩：最后一次按下注射器的针柱。第一个过滤器辅助保留小颗粒脂肪（黄色箭头），而含有SVF和红细胞的残余成分则通过过滤器被排出。SVF（黑色箭头）被第二个滤过器阻挡保留，红细胞、白细胞和其余液体（红色箭头）被自动推入废物收集管中。无须使用三通阀门进行控制。

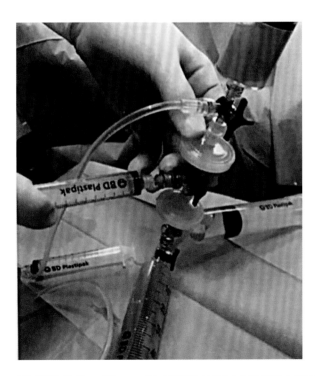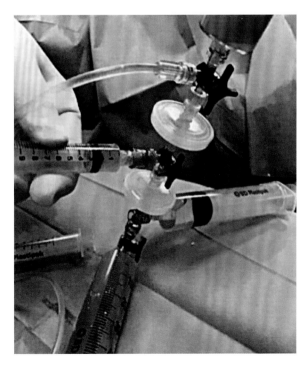

SVF的收集：用10 ml注射器连接两个过滤器之间的接口以收集SVF。

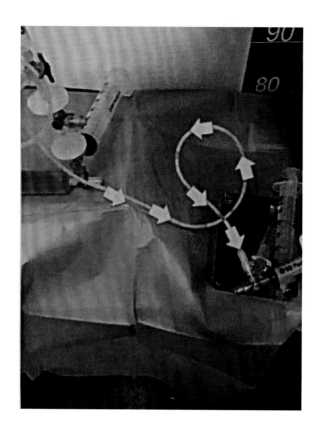

注射：图示为达到注射标准的真皮脂肪复合组织外观。

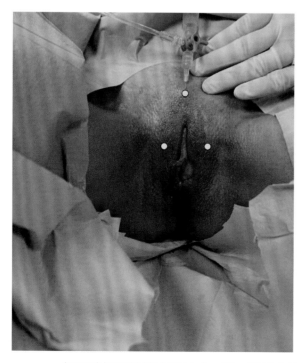

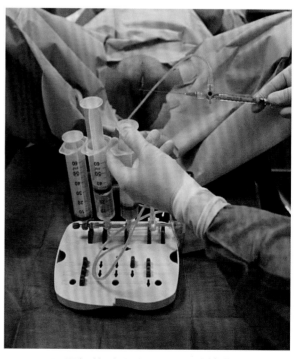

如图选择三处填充进针点，每一进针点注射0.5 ml 已配置好的肿胀麻醉液进行麻醉。

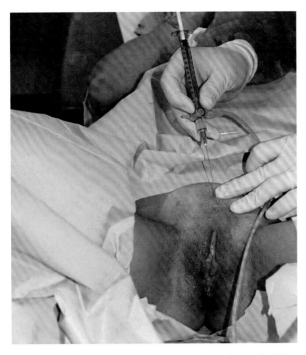

与地面垂直方向即与大阴唇皮肤平行方向刺入
22 G钝头套管。

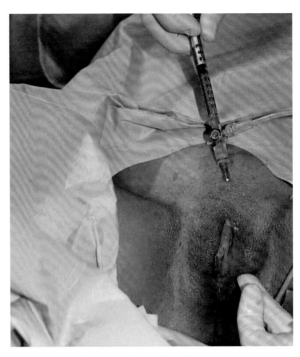

套管置入皮下层，逆行线性注射。

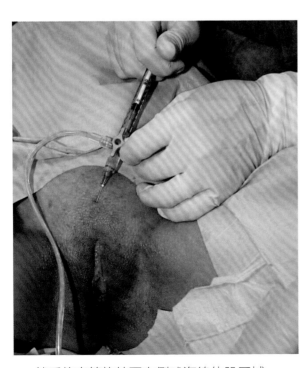

然后将套管旋转至右侧球海绵体肌区域。

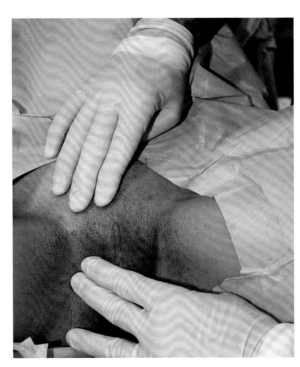

按摩。

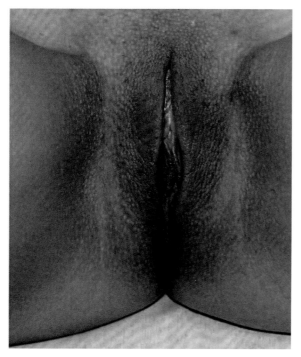

治疗前外阴。

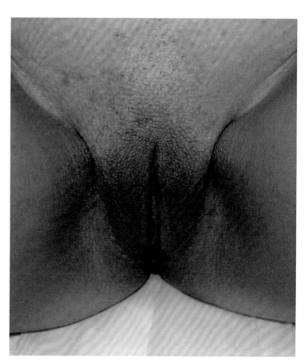

治疗后9个月的外阴形态。

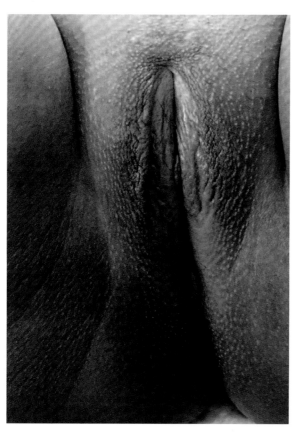

外阴脂肪注射及阴道收紧术前。

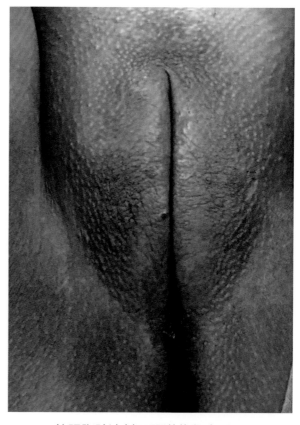

外阴脂肪注射及阴道收紧术后。

后 记

在中国，由于受传统文化的影响，私密美容整形起步相对比较晚。近些年来，市场上的私密书籍从寥寥无几到逐渐增多，但多数偏重于解剖、技术和治疗疾病。真正具有人文气息，把审美和功能修复放在核心位置的图谱类工具书籍很少。

我从事医疗整形及私密整形行业前后已经有二十余个春秋，做过各类私密专业知识和技术的培训，在临床工作中也接触过形形色色的来做私密整形的患者，但现实的情况是：我们治疗了患者身体上的疾病，但却没有关注到她心理的创伤；我们修复了她的解剖缺失，却没有修复她的功能感受。给我感触最深的是很多年前我做过的一位顺产过三个宝宝的阴道紧缩手术患者，手术评估是成功的，但在半年之后，患者打电话跟我哭着说丈夫要跟她离婚，还说她手术做出来的紧致度和小姑娘没法比……这件事情让我重新思考自己工作的意义和价值。

我经常扪心自问，私密整形的核心宗旨到底是什么？是"性福"，让更多的女性感受到那种本能的愉悦；是尊重，让更多的女性不因"性"而遭遇婚姻的变故而变得"不幸"；是年轻，让青春这个主题不因生育而失色，不因年华而易逝，让你无论什么年纪都能保持女性那份源自天然的妩媚和性感……所以私密整形是爱的整形，私密医生的神圣之处在于让女性因为你的双手变得更加自信快乐，更有勇气面对生活。

自2009年以来，我改变了自己"一刀切"的手术为先的理念，致力于研究私密年轻化的方法和功能修复的综合方案，能无创的绝不有创，能微创的绝不手术。我在第三方平台做女性生理和两性知识的普及教育时发现，普通大众中的性盲似乎比文盲要多。看着一个个女性患者经过我的诊疗重新获得"性福"、自信和对美好生活的向往，我就觉得一切都是值得的。

本书不仅介绍了人类学中关于女性生殖器的认知、女性生殖器解剖学和相关麻醉学，还讲解了所有从事私密工作的医生都需要掌握的私密常规项目，如小颗粒脂肪填充、G点增大，以及私密年轻化注射技术、激光射频治疗技术等，一些主流和非主流的私密项目均有涉及。本书从解剖层面、功能层面、美学层面、两性感受层面到衰老层面等都有非常详尽的深入浅出的描述，最大的亮点是每一处的讲解都配有清晰的图片，让读者更清楚地知道每一处操作的安全界限在哪里。

无论你是私密小白、私密医生、私密咨询、私密运营，还是只对私密这门学科感兴趣的普通大众，娓娓读来也一定和我一样大有所获。

最后感谢读到后记的你，希望这本可以放在桌案床头的工具书能够带给你全新的关于私密整形的系统认知，对你的工作和生活有所帮助。

张蔚宣

2021年12月28日